Reto Kaltbrunner

Mit ganzer Kraft schwach

Gottes Stärke und unser Glaube, wenn Heilung ausbleibt

Reto Kaltbrunner

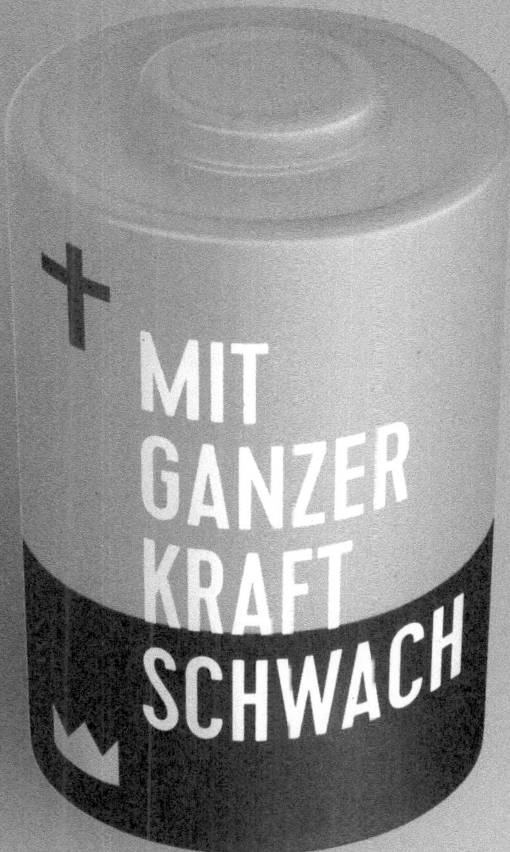

Gottes Stärke und unser Glaube,
wenn Heilung ausbleibt

SCM
Hänssler

SCM

Stiftung Christliche Medien

SCM Hänssler ist ein Imprint der SCM Verlagsgruppe,
die zur Stiftung Christliche Medien gehört, einer gemeinnützigen Stiftung,
die sich für die Förderung und Verbreitung christlicher Bücher,
Zeitschriften, Filme und Musik einsetzt.

MIX
Papier | Fördert gute Waldnutzung
FSC® C014496

Max-Eyth-Str. 41 · 71088 Holzgerlingen
Internet: www.scm-haenssler.de · E-Mail: info@scm-haenssler.de

Lektorat: Silke Gabrisch, Stuttgart
Umschlaggestaltung und Titelbild: Erik Pabst, www.erikpabst.de
Autorenfoto: © Reto Kaltbrunner
Satz: typoscript GmbH, Walddorfhäslach
Druck und Bindung: GGP Media GmbH, Pößneck
Gedruckt in Deutschland
ISBN 978-3-7751-6226-5
Bestell-Nr. 396.226

Inhalt

Stimmen zum Buch

»Ein eindrückliches Buch! Reto Kaltbrunner öffnet allen Kranken und ihren Angehörigen eine Tür: Er zeigt, dass Gott immer da ist, und nicht erst am Ende des dunklen Tals auf uns wartet.«

LEO BIGGER

Senior Pastor ICF Zürich & ICF Movement und Autor

»Pastor Reto Kaltbrunner stellt sich in seinem Buch einem zentralen Thema - dem Umgang mit Krankheit und Leid im Glauben. Seine eigenen Erfahrungen und die Beispiele von anderen, die er teilt, sind ein erhebendes Zeugnis dafür, wie der Glaube Menschen in schwierigen Zeiten tragen kann. Dieses Buch ist ein Hoffnungshelfer! Besonders dann, wenn noch kein Happy End in Sicht ist.«

TOBIAS TEICHEN

Senior Pastor ICF München, Autor

»Persönlich, ehrlich, Hoffnung weckend und fern von billiger Rhetorik. Reto Kaltbrunner schildert eindrücklich, wie er inmitten körperlicher Schwachheit und ungelöster Fragen erfährt, wie seine Perspektive sich weitet und sein Glaube sich vertieft. Herzliche Empfehlung!«

THOMAS HÄRRY

Theologe und Dozent am TDS Aarau, Autor
und Berater von Führungskräften

»Krank, und dennoch gesünder als jemals zuvor. Eigentlich ein Widerspruch, könnte man denken. Aber genau das ist die Realität von Reto Kaltbrunner, der einen Schicksalsschlag erlebt hat, der ihn bis zum heutigen Tag körperlich beeinflusst. Im körperlichen Leiden hat er den Wert von seelischer und geistiger Gesundheit entdeckt. Damit nimmt er uns alle mit auf eine einzigartige Reise der göttlichen Wiederherstellung. Kaum ein Buch könnte zeitrelevanter sein als dieses. In einer Gesellschaft, die alles unternimmt, um körperlich gesund zu sein, greift Reto die essenziellen Fragen des Lebens auf, die weit über die körperliche Gesundheit gehen. Absolut empfehlenswert!«

ANDREA DI MEGLIO

Autor & Produzent der Filme »Real Life« und »Christ in you«

»Dieses ehrliche Lebenszeugnis von Gottes Stärke in der menschlichen Schwäche hat mein Herz berührt – insbesondere auch das seiner Frau Corinne über ihre Ehe. Ich kann dieses Buch wärmstens empfehlen. Das im letzten Kapitel erwähnte Zitat von Alan Redpath fasst die Grundüberzeugung von Reto Kaltbrunner gut zusammen: ›Es gibt nichts, keinen Umstand, keinen Test, der mein Leben berühren kann, ohne dass Gott nicht schon davor davon wusste. Und wenn es dann kommt, dann kommt es mit einer bestimmten Absicht, die ich im Moment noch nicht verstehe.‹«

HANSPETER NÜESCH

Ehem. Leiter »Campus für Christus«

»Die Lektüre ist ein echter Mutmacher für Männer in der Lebensmitte. Das Buch lädt ein, sich mit den eigenen Schwächen zu versöhnen und sich in der Kunst des Loslassens einzuüben. Kaltbrunners ehrliche Zeilen atmen Lebensreife, Gelassenheit und Gottvertrauen.«

RÜDIGER JOPE

Chefredakteur des Männermagazins »Movo«

»Es braucht Mut, nach der Diagnose mit der Krankheit CFS als Pastor weiterzumachen. Mut kennzeichnet Reto: Er hat Mut zur Schwäche, zur theologischen Innovation, zur Liebe, Familie und Mut zum Glauben, auch wenn die Heilung ausbleibt. Darin ist mir Reto ein Vorbild geworden und wird es auch seinen Lesern sein!«

PAUL BRUDERER

Chrischona-Pastor & Autor / danieloption.ch

»Mit ganzer Kraft schwach – allein der Titel spricht Bände. Und zwar Bände, die unsere Leistungs- und Burnout-Gesellschaft dringend braucht. Wahre Stärke ist kein ständiges »Mehr, Weiter und Größer«, sondern bedeutet, trotz und mit Schwächen geliebt und fruchtbar zu sein.«

MARCEL HAGER

Autor von »Mann, unrasiert« & Co-Gesellschafter »Coaching-plus GmbH«

»Reto Kaltbrunner gewährt uns einen schonungslosen Einblick in sein Seelenleben. Eindrücklich zeigt er Wege auf, wie ein hoffnungsvoller Umgang mit Schmerz möglich ist. Mit seiner Frau erzählt er auch, wie seine Krankheit ihre Ehe und Intimität verändert hat. Trotz ausbleibender Heilung wurde ich selten so ermutigt wie durch dieses Buch.«

ANDI DUBACH

Leiter der Ev. Allianz in St. Gallen & Pfarrer »Kirche Bild«

»Reto Kaltbrunner nimmt uns mit, die Höhen und Tiefen des Stark- und Schwachseins mitzuerleben. Als Leser erlebt man auf jeder Seite dieses Buches die Realität eines Gottes, der mit uns ist. Oft hinterfragt der Autor gängige, christlich geprägte Überzeugungen, um Platz zu machen für eine vertrauensvolle Gottesbeziehung. Gerade da, wo ich nichts mehr von mir selbst erwarte, ist Gott auf seine Art in mir allmächtig. Lesenswert!«

NADJA L. WEINSTEIN
Fachpsychologin FSP & Eidg. anerkannte Psychotherapeutin

»Reto Kaltbrunner überzeugt in seinem Buch mit einer ganzheitlichen Gottessicht: Gott heilt immer! Seine Heilung ist zuerst einmal geistlicher Art. Was nützt es uns, wenn wir körperlich gesund, aber geistlich krank sind? Gott begegnet uns als Ganzes – und da sieht Heilung sehr individuell aus. Dieses Buch ist erhellend und mutmachend.«

MARKUS ZÜGER, Unternehmensberater & Coach /
zueger-beratung.ch

»Retos Buch ist hammer: ehrlich, authentisch und auf starkem biblischem Fundament. Es schenkt Hoffnung und Zuversicht, gerade wenn körperliche Heilung ausbleibt. Ich selbst kenne Zeiten körperlicher Schwäche und kann Retos Gedanken aus meinem eigenen Erleben bestätigen.«

OLIVER ENGLER
Präsident »Benedikt BuchCafé« in St. Gallen

»Als ich mit 20 Jahren frisch zum Glauben kam und im ICF das Leben als Christ kennenlernte, zog es mich zu starken Leitungspersönlichkeiten wie Reto Kaltbrunner. Reto verkörperte als Leiter der ICF-Männerkonferenzen etwas Ungezähmtes und Vitales, das zu meinem Lebensgefühl passte. Leistungsdenken und Wettbewerb prägten auch mich in meiner Leiterschaft über viele Jahre (und tun es möglicherweise heute noch mehr, als ich wahrhaben will). Deshalb trifft mich dieses Buch mitten ins Herz. Vielen Dank, Reto, dass du uns an deinem ehrlichen Ringen teilhaben lässt. ›Sicher ist, dass jeder Leidende einen besonderen Auftrag von Gott erhalten hat‹, schreibst du in deinem Buch. Das trifft auf dich ganz bestimmt zu! Du hattest schon als junger Pastor einen reflektierten Blick aufs Leben; nun hat er durch deine Krankheitserfahrungen noch mehr an Tiefe und Schärfe gewonnen. Das spürt man sowohl in persönlichen Begegnungen mit dir als auch beim Lesen dieses wertvollen Buches.«

FLORIAN WÜTHRICH
Geschäftsführer und Chefredakteur »Livenet«

»Dieses eindrückliche Buch ist der beste Beweis, wie aus vermeintlicher Schwäche Stärke werden kann. Es hat mich tief berührt, wie Reto uns an seinem Herzensprozess teilhaben lässt. ›Dünnholzchristen‹ gibt es genug, aber hier hat Gott in seiner Gnade eine geistliche Eiche heranwachsen lassen. Ohne seine Krankheit wäre Reto wohl nie zu dieser Größe und Reife herangelangt.«

MARKUS BÄCHLER
Gründer des ICF Chur

»Reto schafft es, uns in seinem Buch auf authentische Art und Weise auf den Weg seines persönlichen Zerbruchs mitzunehmen, der ihn zu seinem Herzen führte. Er weicht den Fragen, die viele haben, nicht aus, sondern geht sie offen und ehrlich an. Sehr ermutigend und hoffnungsspendend!«

CHRISTIAN WIELAND
Mitgründer des ICF Ticino & Teil der Leitung der »Heilsarmee Zürich-Oberland«

»Empathie und Hoffnung: Reto Kaltbrunner nimmt sich eines vermeintlichen Tabuthemas mit einer großen Portion Einfühlungsvermögen an und lässt uns über den Tellerrand unserer eigenen Einschränkungen schauen. Das macht Mut!«

JESSICA WOLLBACH
Lektorin / @buecherueberjesus

»Ich glaube tatsächlich, wenn ich mir irgendeinen neuen Titel aus dem Himmel hätte wünschen können, es wäre ein Buch zum Thema Hoffnung gewesen! Nach meiner Beobachtung leben wir in einer Zeit, in der vielen Menschen genau das fehlt. Retos Buch greift in zwölf Kapiteln auf seine einzigartige Art und Weise dieses Thema auf und schafft mit jedem Kapitel genau das: Er gibt seinen Lesern Hoffnung und hilft, eine neue Perspektive auf die eigenen schwierigen und auch leidvollen Situationen zu finden. Ich lernte Reto in der Situation kennen, als er sich schwach fühlte und die Heilung weit entfernt schien. Im Rückblick war genau das der Punkt, der mich ihm nah gebracht hat. Um aus so einem Loch wieder rauszukommen, muss man sich selbst, das eigene Leben und auch den eigenen Glauben neu hinterfragen. Das hat Reto gründlich getan und beschreibt es in seinem Buch. Er schreibt von Demut, davon, kein Opfer zu sein, und er beantwortet die in solchen Situationen oft bohrende Frage nach der Schuld mit viel Weisheit und Geduld. Reto stellt uns die Vision einer heilenden Gemeinschaft von Christen vor, in der neue Hoffnung entstehen kann. Ich glaube, dass dieses Buch vielen Menschen aufhelfen wird, sie ermutigen wird und ihnen neue Kraft geben wird.«

MARTIN DREYER
Autor & Gründer »Jesus Freaks«

Vorwort

Du bist krank? Vielleicht sogar chronisch? Und du wartest auf Heilung? Du fragst dich, warum du nicht gesund wirst, was du falsch machst, wieso Gott nichts unternimmt bzw. wieso er dein Leiden zulässt?

Das kann ich sehr gut nachempfinden – mir ging es genauso! Denn nach knapp 20 Jahren als Pastor einer christlichen Freikirche änderte sich mein Leben schlagartig: Ich war ständig müde und mein Körper erholte sich nicht mehr. Davor hatte ich mich als einen der »Gesunden« gesehen und auch dementsprechend gepredigt. Nun war ich einer der »Kranken«. Schmerzen und Schwäche bestimmen seither meinen Alltag. In der Folge hat sich meine Sicht aufs Leben, auf Gesundheit und auch auf christliche Heilungsversprechen verändert. Was du hier lesen wirst, sind also keine reinen Theorien, sondern echte Erlebnisse und persönliche Lektionen aus meinem Leben.

Mit diesem Buch möchte ich dir eine Perspektive geben, wie du die Wartezeit bis zu deiner Heilung gestalten kannst – denn da bin ich mir ganz sicher: Gott heilt jeden! Die Frage ist nicht, *ob* er dich heilt, sondern *wann*! Allerdings werde ich dir keine Anleitung zur Heilung geben – weil es keine gibt.

Dieses Buch knüpft vielmehr da an, wo (chronisch) kranke Menschen und ihre Angehörigen hoffnungslos sind und vielleicht aufgegeben haben, mit Heilung zu rechnen. Dabei ist Gesundheit so viel mehr als nur die Abwesenheit von Krankheit und Schmerz!

Darum will ich dir in den folgenden elf Kapiteln Hoffnung geben. Zum Beispiel …

- indem wir Auswege aus Opferland erkunden.
- dadurch, dass Schuldgefühle verschwinden und wir mit Gott Hindernisse überwinden.
- dadurch, dass Glaube auch in Krankheit funktionieren kann.
- weil Gott noch lange nicht fertig ist mit dir.
- dadurch, wie andere Gläubige Gott in ihrer Krankheit erleben und dass du auch in deiner jetzigen Situation für Gottes Reich wichtig bist.

Ich wünsche mir von Herzen, dass du zwischen den Zeilen Gottes ermutigende und sinnstiftende Stimme zu dir sprechen hörst. Dass du spürst, wie sich während des Lesens in deinem Inneren etwas verändert. Dass du dich neu orientieren und Mut fassen kannst. Dass du gestärkt wirst. Ich wünsche dir nichts mehr als eine Begegnung mit Gott!

Möge dieses Buch zu einer Stimme in deiner persönlichen Wüste werden.

Reto

1

Gott sieht meine wahren Stärken

»Wenn du schwach bist, bin ich stark.«

No pain, no gain! – Ohne Schmerz kein Gewinn!

Der Zeitgeist

Glücklich sind, die erkennen, wie arm sie vor Gott sind, denn ihnen gehört sein himmlisches Reich.

Jesus in Matthäus 5,3; HFA

Vorbildlich in allen Dingen …

Vor einigen Jahren hätte ich noch nicht so offen wie jetzt über den Umgang mit meiner persönlichen Schwäche schreiben können. Leistung zu erbringen und als stark wahrgenommen zu werden, war mir sehr wichtig. Dann kam ein Lebenssturm, der bis heute anhält und mich trotz allen Herausforderungen immer näher zu Gott führt. Hier ein kurzer Rückblick:

Ich war ein aktiver Mann um die 40, ständig auf Achse. Engagiert in meiner Ehe, mit unseren vier Jungs und im Beruf als Pastor. Solange ich zurückdenken kann, war es mir wichtig, etwas »am Laufen« zu haben. Als Jugendlicher war mein Lebensmotto »No risk, no fun!« (»Ohne Risiko kein Spaß!«) und beim Mountainbikefahren »Wer bremst, verliert!«. Beim Sport ging ich immer etwas über meine Grenzen. Sobald der Anstieg überwunden war, schaltete ich wieder einen Gang höher. Wenn mich beim Langlauf-Skating jemand überholte, ärgerte mich das unglaublich. Vor allem, wenn der andere einige Jahre älter war als ich.

Es war mir immer wichtig, mein Allerbestes zu geben. Gott sollte begeistert auf mein diszipliniertes Leben schauen und mir dabei lobende Worte zurufen. Unbewusst wollte ich durch meine Leistung mich selbst und andere beeindrucken und von Gott Anerkennung erhalten. Meine Predigten sollten nicht bloß inspirieren, nein, sie mussten Leben verändern. Und zwar von jedem Zuhörer, in jedem Gottesdienst! Telefongespräche führte ich am liebsten über die Freisprechanlage während einer Autofahrt: Das sparte Zeit und sollte dem Gesprächspartner vermitteln, wie viel beschäftigt und wichtig ich war. Eine E-Mail musste am besten sofort und sonst spätestens bis Feierabend beantwortet sein. Am liebsten aber frühmorgens, damit der Empfänger sehen konnte, dass ich ein fleißiger Frühaufsteher war. Obschon ich mir als Pastor meine Zeit frei einteilen konnte, war ich ständig gestresst. Morgens verließ ich das Haus als Erster, obwohl ich auch eine Stunde später hätte gehen können, um meine Familie bei den täglichen Vorbereitungen zu unterstützen. Aber die vermeintlich dringenden Termine riefen lauter als die Wünsche meiner Liebsten. Und an meine eigenen Bedürfnisse dachte ich damals so gut wie nie.

Fehlende persönliche Grenzen

Damit kein falscher Eindruck entsteht, muss ich anfügen, dass mir meine Familie auch früher schon sehr wichtig war! Allerdings habe ich nie wirklich gelernt, mich abzugrenzen. Deshalb gingen mir die schulischen und zwischenmenschlichen Probleme unserer vier

Jungs sehr nahe. So nahe, dass ich mich innerlich übertrieben klar davon distanzieren musste. Ich befürchtete, dass mich die familiären Herausforderungen sonst sofort überfordern würden.

Außerdem sollte die Ehe zu meiner wunderbaren Frau beispielhaft sein: Es war mein Ziel, dass andere Ehepaare an unserem Vorbild Hoffnung schöpfen und die Liebe von Jesus zu seiner Gemeinde erkennen konnten (so wie es Paulus mehrmals beschreibt). Natürlich kann das ein positiver Effekt einer guten Ehe sein. Aber damals lag mein Fokus meistens außerhalb meiner eigenen und unserer ehelichen Bedürfnisse. So war mein Mangel an persönlichen Grenzen auch in unserer Ehe ein ernstes Problem. Obwohl ich mich bemühte, oft anwesend zu sein, fehlte die emotionale Nähe zwischen uns. Ich hatte schlichtweg keine wirkliche Beziehung zu mir selbst und hielt mein Herz ständig verschlossen, um unangenehmen und überwältigenden Emotionen aus dem Weg zu gehen. Ich war ein klassisches Beispiel für einen Ehemann und Vater, der zwar äußerlich anwesend, innerlich aber abwesend war.

Wenn sich eine Türe auftat, ging ich hindurch – denn jede neue Möglichkeit war eine Chance, die nicht verpasst werden sollte! Dabei prüfte ich nicht, ob der Zeitpunkt passte oder ob ich und meine Familie über die notwendigen Ressourcen verfügten. »Wieso hätte Gott diese Situation sonst geschenkt?« war meine innerliche Begründung.

Ein Beispiel aus den Ferien am Meer bringt diese Einstellung gut auf den Punkt: Mich faszinierte das Wellenreiten und Windsurfen schon lange – ich wollte mich gern mal so ins Segel hängen wie die Surfer, die ich oft beobachtete. Und so nahmen meine Frau und ich im Rahmen einer Ferienwoche an einem Surfkurs teil. Nachdem ich die Grundlagen verstanden hatte, stieg ich (immer noch unerfahren) auf das Surfbrett und ließ mich begeistert vom Wind ins offene Meer hinausziehen – ohne zu bedenken, dass meine

Kraft und Fähigkeiten auch noch ausreichen mussten, um wieder *gegen* den Wind zurück an Land zu surfen. Als meine Freunde am Strand nur noch erbsengroß waren, startete ich einen unbeholfenen Versuch, umzukehren. Habe ich schon erwähnt, dass es mein erstes Mal auf einem Surfbrett war? Ich musste enttäuscht aufgeben, mich erschöpft aufs Surfbrett setzen, verzweifelt um Hilfe winken und auf meine Rettung warten.

Eine weitere Erwartung an mich selbst war viele Jahre lang, immer gut gelaunt und topmotiviert zu sein. Meine gute Stimmung sollte weder vom Wetter noch von anderen Menschen abhängig sein. Für zögernde und zurückhaltende Personen hatte ich darum wenig Verständnis. Wer nicht Vollgas gab, sollte sich ein Beispiel an mir nehmen … Heute ist mir klar, dass ich mir ein Beispiel an denen hätte nehmen sollen, die ihre Grenzen kannten und Zugang zu ihrer Gefühlswelt hatten. Meine übermenschlichen Erwartungen von damals fühlen sich heute erdrückend an. Eigentlich ist es kein Wunder, dass mir mein Körper an einem gewissen Punkt den Dienst versagte. Damals lebte ich, als müsste ich Gott, mir selbst und der Welt etwas beweisen.

Dann kam der Crash, der sich schon über mehrere Jahre angekündigt hatte. Leider waren mir damals die Ausdrucksformen meines Körpers noch eine Fremdsprache: Fühlte ich mich schwach, strengte ich mich noch mehr an und erstickte so den körperlichen Hilfeschrei im Keim.

Und plötzlich geht nichts mehr

Es begann im Herbst 2018: Ich war ständig müde, schlief regelmäßig zehn Stunden und fühlte mich auch mit einem zusätzlichen Mittagsschlaf nie erholt. Beim Joggen schienen meine Füße auf der Straße zu kleben, meine Beine waren schwer wie Blei, die Muskeln schmerzten. Eines Morgens war ich so schwach, dass ich nicht mehr aufstehen konnte. »Burn-out!« war nicht nur mein erster Gedanke. Auch mein Umfeld war überzeugt, dass mein Körper meinen übersteigerten Erwartungen nicht mehr nachkommen wollte. Doch abgesehen von den physischen Beschwerden ging es mir gut. Nach einem vierwöchigen Time-out im Bett konnte ich mich wieder aufrappeln. Unter großer Anstrengung versuchte ich so weiterzumachen, wie ich es von früher gewohnt war. Aber es war unmöglich. Meine Leistung reduzierte sich dauerhaft auf ca. 60 Prozent und trotz viel Schlaf erholte ich mich nicht mehr.

»Das ist halt so, wenn du 40 Jahre alt bist …!« war ein verzweifelter Versuch, das Unerklärliche einzuordnen. Dass der Körper alterte und an Kraft verlor, konnte ich akzeptieren. Aber so krass? Und in so kurzer Zeit? Das konnte nicht sein! Meine Frau und ich suchten Hilfe bei Ärzten, Naturheilpraktikern, Therapeuten und Seelsorgern. Als jemand für mich betete, bekam ich folgende Verheißung aus Hesekiel 36,11: »Ich will mehr Gutes für euch tun als je zuvor.«

Voller Erwartung, all dies »Gute« zu empfangen, wurde alles nur noch schlimmer: Die Krankheit kam mit noch größerer Wucht zurück! Der zweite große Crash folgte Anfang 2020. Meine tägliche Energie musste ich so einteilen, dass sie für Körperhygiene, den Gang aufs WC und zum Essen reichte. Jede Anstrengung war eine Herkulesaufgabe. In meiner Funktion als Pastor musste ich mich auf die notwendigsten Arbeiten fokussieren, die ich dann im Bett liegend zu bewältigen versuchte. Wenn ich das irgendwie schaffte, war das ein sehr guter Tag! Obwohl auch die ärztlichen Abklärungen mühsam waren, wollte ich die Wurzel dieses Übels finden, um sie auszureißen und dann ungehindert wieder dort weiterzumachen, wo ich hatte aufhören müssen. Ich ließ eine Magen- und

Darmspiegelung über mich ergehen, scannte mein Hirn zweimal per MRT, war mehrmals beim Psychiater, mein Blut wurde rauf- und runtergetestet und ich besuchte verschiedene Neurologen.

Die Diagnose

Am 6. März 2020 formulierte es ein behandelnder Arzt so: »Es besteht ein hochgradiger Verdacht auf ›Chronisches Fatigue Syndrom‹ (CFS).« Diese eher unterschätzte Krankheit bedeutet eine Fehlfunktion des Immun- und Nervensystems und zeigt sich in beständiger Müdigkeit, Reizanfälligkeit, grippalem Gefühl, Schmerzen und Schwächezustand. Nach Belastung nehmen die Beschwerden zu.

Ja, das »C« steht für »chronisch« und bedeutet: langwierig, andauernd, fortlaufend. Meine ersten Gedanken dazu: »Eine chronische Krankheit? Bei mir? Unmöglich! Dann muss es doch ein Burn-out sein.« Doch die Psychologin schloss diesen Verdacht aufgrund meiner stabilen Psyche aus. Daher musste ich mich irgendwie damit abfinden, dass der oberste Chef, also Gott, meine Leistungsgrenze nun deutlich zurückgestuft hatte. Obwohl ich etwas erleichtert war, endlich eine Diagnose und damit einen Anhaltspunkt zu haben, war ich hauptsächlich frustriert! Von einer »normalen« Krankheit hätte ich mich erholen können, ich hätte eine Auszeit genommen und mich in Therapie begeben. So einfach stellte ich mir das zumindest vor. Aber das Wort »chronisch« jagte mir einen großen Schrecken ein! Ich war hin- und hergerissen: Auf der einen Seite wollte ich die Hoffnung auf ein Heilungswunder nicht aufgeben, auf der anderen Seite bestand die Möglichkeit, dass Gott mir und meiner Familie diesen Zustand auf unbestimmte Zeit zumuten könnte.

Meine Frau und ich sind auch heute entschlossen, alles in unserer Macht Stehende zu tun, um meine Gesundheit zu stärken und darauf zu vertrauen, dass Gott das tun wird, was außerhalb unserer menschlichen Grenzen liegt. Ich besuche regelmäßig Ärzte, habe Sitzungen mit meiner Psychologin, lasse mich von einem erfolgreichen christlichen Naturheilpraktiker beraten und lasse für mich beten. Gleichzeitig will ich vertrauen, dass er es gut mit mir meint – so oder so.

An dieser Stelle ist mir wichtig zu erwähnen, dass ich mit gesundheitlichen (und anderen) Ratschlägen zurückhaltend sein will, da jede Krankheit in ihrem Verlauf unterschiedlich ist. Ich schreibe aus meiner persönlichen Perspektive als jemand, der selbst von Krankheit und Schmerz betroffen ist und seit mehr als 20 Jahren eine Beziehung zu Gott pflegt. Jedes Leiden und die damit verbundenen Probleme sind real und der Umgang damit oft schwierig. Nicht jede Leidensgeschichte endet zu Lebzeiten so spektakulär wie die von Hiob, der ganzheitlich geheilt wurde. Aber jedes Kind Gottes hat die Hoffnung, spätestens in der Ewigkeit vollständig wiederhergestellt zu werden. So real unsere Herausforderungen im Leiden sind, so real ist diese göttliche Perspektive! Daran halte ich fest und das will ich in diesem Buch vermitteln.

Jeder ist wertvoll

Ich will mich nicht als »Kranken« bezeichnen. Lieber benenne ich meine Symptome (Schwäche, Schmerzen, bleierne Müdigkeit), denn die Krankheit definiert mich nicht, sie bestimmt nicht meine Identität. Zwar ist sie da und ihre Symptome sind real, allerdings nur temporär und für eine von Gott festgesetzte Zeit. Sie beeinträchtigt meine Leistung, ich bin körperlich kraftlos und habe Schmerzen, aber sie verändert nicht, wer ich bin, und auch nicht meine unersetzbare Rolle in Gottes Familie. Ich muss mir das auch selbst immer wieder sagen, denn meine spontane Reaktion auf die Schwäche war die Angst, dass Gott mich nicht mehr gebrauchen kann.

Ich glaube, dass viele Menschen mit einer Krankheit diese Angst kennen und sich disqualifiziert fühlen. Sie sehen sich nicht mehr als aktiven Teil des Teams auf dem Spielfeld, sondern passiv zuschauend auf der Ersatzbank. Sie glauben nicht, dass sie in der Verfassung sind, etwas Wertvolles zu Gottes großem Plan mit uns Menschen beitragen zu können. Diese Reaktion auf Schwäche ist menschlich, darf aber kritisch hinterfragt werden. Denn wir verbinden unseren Platz in »Gottes Mannschaft« oft mit einer konkreten Leistung oder einem aktiven Dienst. Allerdings sind wir so oder so Teil des Teams! Wir sind geliebte Kinder Gottes, ganz egal ob gesund oder mit Krankheit, ob leistungsstark oder auf fremde Hilfe angewiesen! Gott hat jedem Menschen die Fähigkeit gegeben, mit ihm in Verbindung zu treten. Und mit dieser Beziehung zum himmlischen Vater hat jedes Gotteskind eine wertvolle Rolle in Gottes Familie. Auch du und ich!

Diese Wahrheit findet sich immer wieder auf den Seiten der Bibel. Nachdem der Verfasser des Hebräerbriefes diverse bewundernswerte Vorbilder des Glaubens aufgezählt hat, folgen diese Zeilen:

> Wieder andere wurden verhöhnt und misshandelt, weil sie an Gott festhielten. Man legte sie in Ketten und warf sie ins Gefängnis. Sie wurden gesteinigt, mit der Säge qualvoll getötet oder mit dem Schwert hingerichtet. Heimatlos, nur mit einem Schafpelz oder Ziegenfell bekleidet, zogen sie umher, hungrig, verfolgt und misshandelt. Sie irrten in Wüsten und im Gebirge herum und mussten sich in einsamen Tälern und Höhlen verstecken – Menschen, zu schade für diese Welt.
>
> *Hebräer 11,36-38; HFA*

Die Rede ist hier offensichtlich von Menschen, die unter den Folgen von Gewalt und Verfolgung litten. Mein Fokus liegt an dieser Stelle nicht auf dem Ursprung unserer Leiden bzw. der Art und Weise, wie diese herbeigeführt worden sind. Vielmehr erlebe ich es als inspirierend und ermutigend zu sehen, wie Christen trotz ihrer Leiden Gott treu bleiben. Dass auch leidende Menschen in Gottes Plänen eine wichtige Rolle spielen, einfach nur darum, weil sie an ihm dranbleiben, wird in den anschließenden Versen aufgezeigt.

> Sie alle haben Gott vertraut, deshalb hat er sie als Vorbilder für uns hingestellt. Und doch erfüllte sich Gottes Zusage zu ihren Lebzeiten noch nicht. Denn Gott hatte einen besseren Plan: Sie sollten mit uns zusammen ans Ziel kommen.
> *Hebräer 11,39-40; HFA*

Die Bibel macht deutlich, dass leidende Christen durch ihr anhaltendes und unerschütterliches Vertrauen auf Gott zu leuchtenden Vorbildern werden. Ist es nicht eine große Chance, Gott auch in Leid und Krankheit treu zu bleiben und so ein Vorbild für andere zu werden? Könnte es sein, dass wir, die wir durch Krankheit und Leid gehen und trotzdem in einer vertrauensvollen Beziehung zu Gott bleiben, eindrückliche Glaubensvorbilder sind? Sicher ist, dass jeder Leidende einen besonderen Auftrag von Gott erhalten hat.

Meine Glaubenshelden

Glaubenshelden braucht es heute noch! Und Gott sei Dank gibt es sie, auch in deinem und meinem Leben. Diese Menschen ermutigen mich, auch in Zeiten von Krankheit und Leid an Gott festzuhalten. Nicht weil sie während Herausforderungen viel für Gott geleistet hätten, sondern weil sie ihm auch dann treu geblieben sind, als er weit entfernt schien. Einige können heute deutlich weniger, andere sogar so gut wie nichts mehr machen. Mindestens aus körperlicher Sicht nicht, denn das Gebet steht allen offen.

Zu meinem Freundeskreis zählen zwei pensionierte evangelische Pfarrer. Beide lieben Gott, trotz persönlichem Leid: Der eine fiel während des ersten Corona-Lockdowns im Jahr 2020 in eine Depression. Der andere hat körperliche Herausforderungen. Aber beide sind immer noch von Gott begeistert, sie haben nie aufgehört, Mut aus der Beziehung zu ihm zu schöpfen und ihm trotz allem zu vertrauen.

Ein weiterer Pastor leidet an einer seltenen Rückenkrankheit. Hätte sich unsere Beziehung in den letzten Jahren nicht zu einer Freundschaft entwickelt, wüsste ich wahrscheinlich nichts von seinem Leiden. Er behält es weitgehend für sich, lässt sich davon nicht disqualifizieren und strahlt ein göttliches Vertrauen aus, wie nur er es kann.

Eine Freundin von uns hat mehrere Jahre unter starken Depressionen gelitten. Sie hat die Beziehung zum himmlischen Vater nicht aufgegeben und arbeitet heute erfolgreich in der Erwachsenenbildung.

Ein Freund leidet noch heute unter den Konsequenzen seines jahrelangen Drogenkonsums. Zusätzlich bekam er mehrfach Corona und hatte noch Monate später mit den Folgen dieses fiesen Virus zu kämpfen. Er ist körperlich zwar stark eingeschränkt, vertraut aber weiterhin auf Gott und dessen Unterstützung, dass er ihm alles Nötige geben wird, um auch mit reduzierten Möglichkeiten den Randständigen und Süchtigen unserer Gesellschaft zu dienen.

Zu guter Letzt ist da noch Anna: Sie kann fast gar nichts mehr, ihre Krankheit schränkt sie stark ein. Doch wer Gelegenheit hat, sie zu besuchen, empfängt ein herzliches Lächeln und geht ermutigt nach Hause. Sie erzählt in Kapitel sieben ihre Story.

All diese Menschen wissen, was es heißt, ganz unten zu sein und ihren Glauben an Gott nicht aufzugeben. Sie sind meine persönlichen Glaubenshelden, weil sie an der Liebe Gottes festhalten! Bestimmt kennst auch du solche Personen. Oder vielleicht bist du in deinen aktuellen Umständen selbst ein Vorbild für andere?

Wer ist schuld?

Stell dir vor, Gott könnte seinen Plan nur mit gesunden Menschen verwirklichen … Dann gute Nacht! Denn jeder Mensch hat früher oder später mit einem Leiden irgendeiner Art zu kämpfen, sei es körperlich, psychisch, mit seinen eigenen Wesenszügen oder auch in Beziehungen.

Es gibt weltweit ca. 30 000 verschiedene Krankheiten.[1] Die *Global Burden of Disease Study* (GBD) kommt zu dem Schluss, dass 95 Prozent der Weltbevölkerung über mindestens ein Gebrechen klagen, jeder Dritte hat sogar mehr als fünf Beschwerden. Somit habe ich mit 95 Prozent der Bevölkerung etwas gemeinsam: Zeiten, in denen ich mit der Unvollkommenheit des Lebens kämpfe und mich frage, »warum« oder »wozu« Gott etwas zulässt.

Das führt uns häufig zur Schuldfrage. Und so suchen wir die Schuld entweder …

- bei uns selbst
- oder bei den anderen.

Die einen finden die Fehler immer außerhalb ihres Wesens und Einflusses, die anderen suchen sie stattdessen bei sich selbst und geben sich die Schuld. Auch ich habe die Fehler zuerst bei mir gesucht. Mit der Zeit hat Gott mir aufgezeigt, dass ich eine unbewusste innere Überzeugung hatte, eine Art eingeimpfte religiöse Gleichung. Sie sah so aus:

Sünde = Strafe

Strafe = Krankheit & Leid

Krankheit & Leid = Disqualifikation

Durch Austausch mit anderen ist mir bewusst geworden, dass ich nicht der Einzige bin, der so denkt. Läuft etwas anders, als wir es uns vorgestellt haben, fragen wir uns häufig: »Wo habe ich gesündigt? Was habe ich falsch gemacht? Wo bin ich Gott ungehorsam?« Wir wollen die »Schuldfrage« klären in der Hoffnung, diese sogleich ans Kreuz bringen zu können, Vergebung zu empfangen und gesund zu werden, um dann schnell weiterzumachen, als wäre nichts gewesen. Doch was, wenn Schuld gar nicht das Problem ist? Was, wenn ich weder mir selbst noch anderen die Schuld für mein Leiden geben kann?

Stellen wir uns vor, es wäre tatsächlich so. Wenn Schuld automatisch zu Krankheit führen würde, wären wir alle nicht nur ein wenig, sondern sterbenskrank ... Doch die gute Nachricht lautet: Die Schuldfrage wurde geklärt! Vor ca. 2000 Jahren. Durch Jesus. Am Kreuz. Und da die Schuldfrage geklärt ist, muss es andere Gründe für Krankheit geben, denn sonst wären wir im Umkehrschluss alle immer gesund. Auch das entspricht nicht der Realität – doch dazu später mehr.

Die Bibel nennt unsere irdischen Körper »vergänglich«. Diese Beschreibung macht deutlich, dass wir Teil eines defekten Systems sind (1. Mose 3). Und sie ist eine Erinnerung daran, dass wir nicht auf diesen Planeten gekommen sind, um zu bleiben (Hebräer 11,13). Jedes Mal, wenn wir Schmerz und Leid erleben, weist uns Gott mehr oder weniger liebevoll auf unsere ewige Heimat hin. Auf den perfekten Ort mit einem makellos funktionierenden System, wo Gottes Kinder in Körpern leben werden, die kein Ablaufdatum mehr haben.

Auch wenn mein Körper schwach ist, sind meine Seele und mein Geist weiterhin funktionstüchtig und bereit, Gott zu dienen und ihm treu zu bleiben. Natürlich halte ich an der Hoffnung fest, dass Gott auch meinen Körper heilen wird! Wenn nicht morgen, vielleicht übermorgen. Aber ganz sicher dann, wenn ich in meinem neuen »ewigen Leib« leben kann, dieser perfekten Biotech-Maschine, die Gott allen seinen Kindern verspricht (2. Korinther 5,1).

Abhängig und doch eigenverantwortlich

Obwohl wir alle von Gott abhängig sind, haben wir die Möglichkeit, ja sogar die Verantwortung, unsere Leben aktiv zu gestalten. Ich bin der Überzeugung, dass Gott Krankheit und Schmerz in seiner allwissenden Weisheit und grenzenlosen Liebe zulassen kann. Gleichzeitig glaube ich auch, dass man nicht alles tatenlos über sich ergehen lassen darf! So beten meine Frau und ich, gemeinsam mit einer regelrechten Gebetsarmee von Familie, Freunden und Bekannten, weiterhin regelmäßig für meine komplette Wiederherstellung. Diese wertvolle Gebetsunterstützung ist oft real spürbar! Zum Beispiel indem Gott mir dabei hilft, meine immer noch ehrgeizigen Ziele nach unten anzupassen und in den Zeiten, wo ich weder Motivation noch Kraft habe, loszulassen und auf seinen Zeitplan zu vertrauen. Er schenkt nicht nur »zur rechten Zeit das rechte Wort, sondern auch den Willen und das Vollbringen« (Philipper 2,13) – so, wie es ihm gefällt, und zu seiner Zeit!

Zu beten ist die vielversprechendste Möglichkeit, Einfluss zu nehmen, und somit der entscheidende Schritt bei Herausforderungen. Darum beten wir. Und wenn uns die Kraft oder der Glaube dazu fehlt, bitten wir andere, für uns zu beten. Indem wir zu unserem himmlischen Vater schreien und ihn um Hilfe bitten, übernehmen wir einen wichtigen Teil an Eigenverantwortung. Ein logischer zweiter Aspekt ist dann, unseren Umständen und Möglichkeiten entsprechend tätig zu werden.

Nach dem ersten Schock widmete ich mich der Suche nach Möglichkeiten, mein »Schicksal« auch mit menschlichen Mitteln zum Guten zu wenden. Viele CFS-Patienten berichten von langjährigen und massiven Einschränkungen. Es gibt aber auch diverse hoffnungsvolle Lebensberichte von Betroffenen. Davon inspiriert, probierte ich verschiedene Dinge aus: Einiges hat meinen Zustand spürbar verbessert, anderes nicht. Langsam und mit diversen Rückschritten konnte ich mein Leistungspensum fortlaufend bis auf 60 Prozent erhöhen. Das ist ein persönlicher Erfolg und gleichzeitig ein Geschenk Gottes! Aber was ist mit der Energie, die bis heute nicht zurückgekehrt ist?

Abschied vom »Wohlstandsevangelium« …

Unbewusst war Gott tief in mir mit einer Art »Wohlstandsevangelium« verwoben. Er ließ in meiner Vorstellung weder Krankheit noch Leid zu. Wer also durch Leid ging oder krank war, dem war Gott fremd! Oder er glaubte zu wenig! Oder er hatte gesündigt! Oder …! Oder …!

Als Pastor einer Gemeinde in einer wachsenden freikirchlichen Bewegung war es immer meine Überzeugung, dass wir Christen Zugang zu unbegrenzter übernatürlicher Kraft und Gesundheit haben. »Alles ist möglich dem, der glaubt!« (Markus 9,23) und andere Bibelverse befeuerten diese Einstellung. Doch egal, wie viel ich und andere für mich beteten, meine körperliche Kraft blieb klein. Meine natürliche Reaktion war, die negativen Umstände zu ignorieren, im Glauben weiterzumachen und ohne Rücksicht auf meinen Körper voranzugehen. Doch mit CFS ist das unmöglich, denn: Lebe ich über meinem körperlichen Limit, folgt der Crash – eine Zeit der totalen Erschöpfung. Ich wollte das nicht wahrhaben und probierte mehrmals erfolglos, meine körperlichen Grenzen rücksichtslos zu erweitern.

Meine Gedanken kreisten: »Wenn ich meinen Umstand akzeptiere, dann gebe ich auf … ich kann doch aber nicht vor der Krankheit auf die Knie gehen!« Doch Gott bewies mir das Gegenteil: Er half mir, die Situation so zu sehen, wie sie war, damit ich Veränderung erleben konnte. Nach einigem Ringen habe ich angefangen, diese Krankheit zu akzeptieren: Ich will sie als einen Begleiter sehen, der für eine von Gott festgesetzte Zeit an meiner Seite ist. Es ist mein Kreuz, das ich zu tragen habe. Gott mutet mir das zu, er glaubt an mich! Auch während dieser Zeit bin ich gesegnet; ich höre Jesus durch die Bibel zu mir reden, er begegnet mir im Gebet, lehrt mich und schenkt mir innere Durchbrüche. Ich erlebe sogar Segen und Freiheit in einer Dimension, die ich als gesunder Mann nicht kannte.

»So, lieber Gott! Jetzt habe ich meine Lektion gelernt. Du darfst die Übung abbrechen!«, betete ich regelmäßig. Denn zu meinem Gottesbild gehörte auch über viele Jahre lang die Überzeugung, dass Gott Leid und Probleme zu unserem Besten für eine begrenzte Zeit zulassen kann. Nach dem Motto: »Ein Christ kommt immer stärker aus der Krise, als er hineingegangen ist!« Aber was, wenn die Krise kein Ende nimmt? Die Ungewissheit, wie lange Gott mir das noch zumuten will, belastet mich immer wieder. Darum versuche ich, einen Tag nach dem anderen zu nehmen und zu vertrauen, dass Gott weiß, was er tut. Seine Reise mit mir ist noch nicht zu Ende und meine Veränderung geht weiter.

… ohne dem »Armutsgeist« zu verfallen

Diese Hoffnung, dass seine Reise noch nicht zu Ende ist, ist ein Anker, der uns vor dem Armutsgeist bewahrt. Denn viele Christen, die das Wohlstandsevangelium ablehnen, neigen zum anderen Extrem, nämlich zu denken, dass das Leben auf dieser Welt nur aus Leiden besteht, in das man sich fügen muss.

Wie viel von diesem Armutsgeist wir in uns tragen, entdecken wir am schnellsten, indem wir das folgende Zitat von Jesus lesen und uns selbst dabei beobachten. Wie reagieren wir darauf? Welche Gefühle steigen in uns hoch? Welche Gedanken löst es aus?

Jesus wusste, dass seine Verhaftung kurz bevorstand und damit verbunden auch von allen Demütigungen und Misshandlungen bis zum schmerzhaften und langsamen Tod am Kreuz. Er betete in dieser Situation voller Angst und Verzweiflung im Garten Gethsemane: »Mein Vater, wenn es möglich ist, dann lass den Kelch an mir vorübergehen und erspare mir dieses Leiden! Aber nicht was ich will, sondern was du willst, soll geschehen« (Matthäus 26,39; HFA).

Überzeichnet gesagt probiert der Armutsgeist uns einzutrichtern, dass wir nichts Besseres verdient hätten, dass es Gottes Wille ist, uns zu quälen, uns an der kurzen Leine zu halten und niederzudrücken. Die Bibelstelle oben würde uns der Armutsgeist in etwa so erklären: »Jesus war perfekt und ohne Fehler, trotzdem musste er leiden. Erst recht musst du wegen deiner Schuld leiden. Du hast es nicht anders verdient!« Der Armutsgeist will uns in geistliche Armut stürzen, er will uns weismachen, dass Jesu Erlösung doch nicht ganz komplett ist – oder wir einfach immer noch Opfer der Konsequenzen unserer Fehler sind. Dieser Geist sagt uns immer wieder, dass Gott uns das Beste vorenthält und wir seine Gunst nicht verdient hätten. Er attackiert unseren Glauben auf eine perfide Art und Weise: Ständig versucht er, uns klein zu machen. Er will unseren Selbstwert zerstören, damit wir aufgeben und die Beziehung zu Gott abbrechen. Er hasst Gottes Begeisterung über uns Menschen und will seine Wahrheiten vor uns verbergen.

Gottes Geist hingegen stärkt uns. Er ist für uns und will unseren Selbstwert aufbauen! Warum sonst würde die Bibel bereits im ersten Kapitel, nachdem Gott den Menschen als Krönung der Schöpfung gemacht hat, Folgendes berichten? »Danach betrachtete Gott alles, was er geschaffen hatte. Und er sah, dass es sehr gut war« (1. Mose 1,31).

Wäre Gott so, wie der Armutsgeist uns das glauben lassen will, würde die Bibel eher so beginnen: »Gott war perfekt, aber der Mensch nur ein Klumpen Fehler. Gott konnte nichts Gutes an ihm finden. Der Mensch war von Anfang an eine große Enttäuschung für Gott. Darum war er tieftraurig und weinte bitterlich. Es wurde Nacht und wir warten immer noch auf den Morgen.«

Allem Anschein nach ist es aber anders und unserem Schöpfer ist es äußerst wichtig, dass wir wissen, wie sehr er sich an uns freut. Gott findet uns sehr gut! Er liebt uns: unser Wesen, unsere Identität, unsere Eigenart! Mit der Zeit verstehe ich das immer besser. Das göttliche Versprechen aus Hesekiel 36, das ich eingangs erwähnt habe, fand erst mit der Zeit den Weg in mein Herz. Als meine Krankheit schlimmer wurde, schlussfolgerte ich, dass dieser Bibelvers wohl bloß ein gut gemeintes Trostpflaster des engagierten Seelsorgers gewesen sein musste. Heute weiß ich, dass es eine echte Prophetie ist, deren Segen ich in Schmerz, Leid und Krankheit erlebe wie nie zuvor! Durch dunkle Täler kann Gott unsere falschen Überzeugungen und unwahren Gottesbilder ans Licht bringen. Er entlarvt sie, wir trennen uns von ihnen und beginnen, mit Gott Schritt für Schritt immer mehr in der Wahrheit zu leben.

Gott hat die Kontrolle nicht verloren!

Ich erlebe effektiv, dass mein Leid einem höheren Zweck dient. Während ich bis vor Kurzem davon ausgegangen bin, dass sich alles Leid wegbeten oder überwinden lässt, weiß ich jetzt aus eigener Erfahrung, dass »denen, die Gott lieben, alle Dinge zum Besten dienen« (Römer 8,28). Ich sehe zwar noch keine vollständige körperliche Heilung, dennoch arbeitet Gottes Geist in mir und verändert mich langsam, aber positiv.

Noch nie wurde mir so deutlich vor Augen geführt, dass nicht nur der Körper unser Wesen ausmacht. Es ist so vielschichtig und komplex! Gott kann es sich erlauben, unsere Körper zu schwächen, damit wir an anderen Stellen heil werden und hell leuchten können.

So habe ich mich entschieden, dem Heiligen Geist nicht im Wege stehen zu wollen. Ich will sein Werk an mir bewusst zulassen. Mal gelingt mir das besser, mal schlechter. Aber mit Freude beobachte ich, wie der Allmächtige mich immer mehr in die Person verwandelt, die ihm ähnlich ist. Und mich zunehmend an seiner Herrlichkeit teilhaben lässt (2. Korinther 3,18)!

> Jedes Mal sagte er: »Meine Gnade ist alles, was du brauchst. Meine Kraft zeigt sich in deiner Schwäche.« Und nun bin ich zufrieden mit meiner Schwäche, damit die Kraft von Christus durch mich wirken kann.
>
> *2. Korinther 12,9*

Diese Worte konnte ich nie wirklich erfassen. Sie haben mich nicht getroffen, denn ich habe mich selbst immer als stark erlebt. Ich war der Überzeugung, dass sie bloß den Schwachen und Kranken als Ermutigung helfen sollten. Dementsprechend lieblos klangen meine Predigten zum Thema Heilung: »Wenn Gott dich nicht heilt, höre auf zu jammern und mach das Beste draus. Gott weiß, was er tut!« Aber jetzt, in meiner Zeit der Schwäche, finden diese Paulusworte ihren Weg in mein Innerstes. Meine Sicht auf Krankheit und Leid hat sich grundlegend verändert. Ich sehe das Thema jetzt nicht mehr als ein notwendiges Übel, das man mit ein paar passenden Bibelstellen rasch abhandeln muss, um dann möglichst schnell wieder über Segen und Überfluss predigen zu können. Ich sehe das alles mit anderen Augen, weil ich direkt davon betroffen bin. Vielleicht ein bisschen wie Hiob, der in seiner Gesundheit und seinem Reichtum Gott »nur vom Hörensagen« kannte. Erst in Krankheit und Leid hat er Gott dann »mit eigenen Augen gesehen!« (Hiob 42,5).

Die letzten Jahre habe ich gelernt, dass Gottes Liebe, sein Segen und seine Nähe nicht nur in Gesundheit und Wohlstand zu finden sind. Ich erlebe Gott mitten im Sturm als mächtigen Fels und Segensbringer. Mir wurde bewusst, dass es im christlichen Glauben einen Unterschied zwischen Hören und Erleben gibt:

Was ich höre, kann ich glauben.

Was ich erlebe, kann mich verändern!

Die Krankheit ist somit Teil eines Veränderungsprozesses und ich sehe sie in meinem Fall als ein effektives Werkzeug in Gottes Hand: Durch meine Schwachheit lehrt er mich, auf seine Stärke zu bauen. Trotzdem glaube ich weiterhin, dass Gott jeden Menschen heilen will und heilen kann! Wie wir mit dieser Spannung zwischen Krankheit und Gesundheit beziehungsweise Realität und Glaube umgehen können, versuche ich im nächsten Kapitel zu ergründen.

2

Vielleicht heilt Gott mich heute?

Er nahm unsere Krankheiten auf sich

Was soll ich nun im Nachhinein noch sagen? Nur das: Er hat mir versprochen, mich zu heilen, und er hat es auch getan. Nun kann ich den Rest meines Lebens gelassen verbringen. Doch nie will ich vergessen, welches bittere Leid ich erlitten habe.

Jesaja 38,15; HFA

Nur Monster werden riesig geboren.

Brasilianisches Sprichwort

Ich bin jetzt seit einigen Jahren schwach, müde und habe Schmerzen, mal bin ich hoffnungsvoller, mal weniger. Gerade in Zeiten von starken Schmerzen schreie ich zu Gott, dass er doch bitte eingreifen möge … Manchmal fühle ich mich völlig hoffnungslos, zeitweise bin ich verzweifelt, manchmal wütend und überfordert. Aber tief in meinem Inneren bleibt die Überzeugung, dass Gott auch heute ein Wunder in meinem Leben tun kann. Er kann es! Er kann es in meinem Leben und er kann es in deinem Leben. Weshalb ich mir da so sicher bin? Weil ich felsenfest daran glaube, dass Gott *alle* seine Kinder heilen wird. Auch wenn du vielleicht schon lange Jahre leidest, darfst du wissen, dass Gott dich nicht vergessen hat: Er ist bei dir![2]

Nun lebe ich zwar mit dieser Überzeugung, aber ich stehe nicht jeden Morgen mit der Hoffnung auf sofortige Heilung auf, um dann abends immer noch krank und dementsprechend enttäuscht ins Bett zu gehen. Denn: »Endloses Hoffen macht das Herz krank; ein erfüllter Wunsch schenkt neue Lebensfreude« (Sprüche 13,12; HFA).

Das Leben ist mehr, als geheilt zu werden und gesund zu sein! Trotzdem ist die Hoffnung darauf real. Der Zeitpunkt der Heilung liegt in Gottes Plan und deshalb lebe ich in dem Bewusstsein, dass er heute ein Wunder tun kann, und wenn er es heute nicht tut, dann sicher später. Ich versuche eine innere Haltung der Hoffnung zu bewahren, in dem Bewusstsein, dass Jesus den perfekten Zeitplan hat. Was sich für mich als Verzögerung anfühlt, stellt mein Vertrauen auf Gott immer wieder hart auf die Probe. In solchen Momenten hilft es mir, mich an die Geschichte von Jesus und seinem guten Freund Lazarus zu erinnern, die ich hier kurz zusammenfasse.

Jesus kommt spätestens rechtzeitig

Lazarus, Maria und Marta waren Geschwister und hatten offensichtlich eine enge Beziehung zu Jesus. Als Lazarus schwer erkrankte, schickten die beiden Schwestern voller Sorge einen Boten zu Jesus, der ihn über den schlechten Zustand seines Freundes informierte. Ich gehe davon aus, dass Maria und Marta von ihm erwarteten, dass er sich sofort auf den Weg zu ihnen machen würde, um Lazarus zu heilen. Aber Jesus reagierte wie so oft ganz anders als erwartet: »Als Jesus jedoch davon hörte, sagte er: ›Lazarus' Krankheit wird nicht zum Tode führen; sie dient vielmehr der Verherrlichung Gottes. Der Sohn Gottes wird durch sie verherrlicht werden‹« (Johannes 11,4).

Fühle dich für einen Moment in diese Situation hinein: Jesus lässt dir ausrichten, dass die Krankheit deines todkranken Bruders nicht zum Tod führen werde, und wenig später stirbt dieser …! Wie um alles in der Welt soll die Krankheit, die ihnen ihren geliebten Bruder nahm, Gott verherrlichen? Bei mir hätte diese Botschaft wahrscheinlich zu Zweifeln und Frust geführt. Und es muss auch für Maria und Marta schwer gewesen sein. Denn Jesus war nur drei Kilometer entfernt und hätte doch eigentlich sofort kommen können – dennoch blieb er abwesend. War Jesu Liebe zu seinem kranken Freund doch nicht echt?

Maria und Marta glaubten, dass Jesus die Wahrheit sagte – aber entgegen seinem Versprechen starb Lazarus an den Folgen seiner Krankheit. Als Marta dann erfuhr, dass Jesus endlich auf dem Weg zu ihnen war, eilte sie ihm entgegen, Maria aber blieb zu Hause. Warum begleitete sie Marta nicht? War sie enttäuscht von Jesus? Hatte sie die Hoffnung aufgegeben? Erst als Marta sie ausdrücklich dazu aufforderte, eilte auch Maria zu Jesus. Kann man die folgende Aussage Marias als Vorwurf verstehen?

> Als Maria nun an die Stelle kam, wo Jesus war, und ihn sah, warf sie sich ihm zu Füßen und sagte: »Herr, wärst du hier gewesen, wäre mein Bruder nicht gestorben.«
> *Johannes 11,32*

Das Ganze war eine riesige Enttäuschung, denn als Jesus endlich aufkreuzte, war es zu spät – Lazarus lag bereits in einer Grabhöhle, er war schon vier Tage tot. Die Hoffnung auf Heilung musste der Trauer über den herben Verlust weichen. Familie und Freunde waren anwesend, man weinte gemeinsam und tröstete sich gegenseitig. Aber während alle Abschied von ihrem geliebten Freund, Bruder, Onkel oder Nachbarn nahmen, sorgte Jesus für die Überraschung des Jahrhunderts! Er bewies, dass ihm alle Macht gegeben ist, dass er nie die Kontrolle verliert und immer eine Lösung hat. Er zeigte eindrücklich, dass wir immer hoffen dürfen, egal wie aussichtslos eine Situation scheint. Denn nachdem der große Stein von der Grabhöhle weggerollt war, vollbrachte er das Wunder.

> Dann rief er mit lauter Stimme: »Lazarus, komm heraus!« Und Lazarus kam heraus. Er war in Grabtücher gewickelt und sein Kopf war mit einem Tuch verhüllt. Jesus sagte: »Löst die Binden und lasst ihn gehen!«
> *Johannes 11,43-44*

Was für eine Wende! Was für ein Messias! Was für ein Gott! Die Hoffnung wird real, die Trauernden sind zuerst überwältigt, danach außer sich vor Freude. Wer gekommen ist, um mit Maria und Marta um Lazarus zu trauern, findet sich von einem Moment auf den anderen auf einem Freudenfest wieder. Ich stelle mir Lazarus vor, wie er wie ein Zombie aus dem Grab kommt, kurz die Orientierung gewinnen muss und dann ruft: »Was steht ihr alle so traurig herum? Holt den Wein, lasst uns feiern! Jesus hat unsere Trauer in Freude verwandelt!«

Genau an dieser Hoffnung möchte ich festhalten und jederzeit mit Gottes unerwartetem Handeln rechnen.

Gott segnet auch in der Wartezeit

Wenn ich es Gott überlasse, ob, wie und wann er mich heilt, kann die Zeit, in der ich auf das Wunder warte, einen höheren Sinn bekommen. Während der Wartezeit möchte ich darum den Segen empfangen, der aus meiner Beziehung zu Gott fließt und nicht ausschließlich in Form von Heilung in mein Leben kommt. Wer erst dann wieder aufleben kann, wenn Gott ihn geheilt hat, läuft Gefahr, den Segen im Heute zu verpassen. Denn Gott tut uns täglich Gutes! Er ist da, auch wenn das Wunder nicht wie erwartet eintrifft. Er segnet mich auch dann, wenn die Heilung vorerst ausbleibt.

Es ist wichtig zu akzeptieren, dass Gott nicht alle Menschen auf die gleiche Art und Weise heilt. Manchmal heilt er sofort, oft heilt er in einem Prozess, aber immer heilt er in der Ewigkeit! Es ist durchaus möglich, dass Jesus dich heute heilen wird, genauso wie er die blutflüssige Frau in einem Augenblick gesund gemacht hat: »Alle hörten zu, als die Frau erklärte, warum sie ihn berührt hatte und dass sie augenblicklich gesund geworden war« (Lukas 8,47).

Manchmal heilt Gott *sofort*. Ein Gebet – und die Schmerzen sind weg! Leider ist es nicht immer so … Interessant finde ich die Geschichte, als einige Leute einen Blinden zu Jesus brachten, mit der ausdrücklichen Bitte, dass er den Mann berühren und heilen solle. Sie hatten also bereits eine klare Vorstellung, wie die Heilung ablaufen sollte: durch eine Berührung des Messias. Allerdings hatte dieser einen anderen Plan.

> Jesus nahm den Blinden an der Hand und führte ihn aus dem Dorf hinaus. Dann spuckte er dem Mann auf die Augen, legte ihm die Hände auf und fragte: »Siehst du etwas?« Der Mann sah sich um. »Ja«, sagte er. »Ich sehe Menschen, aber nicht sehr deutlich. Sie sehen aus wie umhergehende Bäume.« Da legte Jesus seine Hände wieder auf die Augen des Mannes. Und als sich der Mann erneut umschaute, war er völlig geheilt und konnte alles deutlich erkennen.
> *Markus 8,23-24*

Jesus heilte diesen Mann anders als die Frau im vorherigen Beispiel. Er heilte ihn nicht sofort, sondern in einem Prozess. Wir kennen die Beweggründe von Jesus nicht, warum er dem Blinden das

Augenlicht nicht sofort schenkte. Und auch wenn es nur ein kurzer Prozess war, deutet es darauf hin, dass Gott manchmal während einer festgesetzten Zeitspanne heilt. Man tut, was man kann, währenddessen wirkt Gott und man wird immer gesünder, wie auch das Beispiel von Naaman im Alten Testament zeigt (2. Könige 5).

Leider kennen wir vermutlich alle chronisch kranke Christen, die bis zu ihrem Tod leiden mussten ... Hier trägt uns die himmlische Hoffnung, die uns niemand nehmen kann: die Hoffnung auf eine Ewigkeit in einem neuen, perfekten Körper. Denn Gott heilt immer, spätestens im Himmel. In seinem ewigen Reich gibt es weder Krankheit noch Schmerz!

> Denn wir wissen: Wenn dieses irdische Zelt, in dem wir leben, einmal abgerissen wird – wenn wir sterben und diesen Körper verlassen –, werden wir ein ewiges Haus im Himmel haben, einen neuen Körper, der von Gott kommt und nicht von Menschen. Deshalb sehnen wir uns danach, diesen vergänglichen Körper zu verlassen, und freuen uns auf den Tag, an dem wir unseren himmlischen Körper anziehen dürfen wie ein neues Gewand.
>
> *2. Korinther 5,1-2*

Die zwei Aber

Nun hadere ich immer wieder damit, dass ich unter Umständen bis zum Ende meines Lebens auf meine Heilung warten muss. Dann kommen in mir unter anderem zwei Themen auf, die du vielleicht auch kennst. Ich nenne sie die zwei »Aber«:

1. Aber hat Jesus uns nicht von aller Krankheit erlöst?
2. Aber hat Jesus nicht im Neuen Testament *alle* Kranken geheilt?

Ich will dir kurz erklären, was ich damit genau meine.

Erstens berichten die Propheten des Alten Testaments, dass Jesus uns von aller Krankheit und von aller Sünde erlösen wird! Ein bekanntes Beispiel ist die Prophetie Jesajas: »Dennoch: Er nahm unsere Krankheiten auf sich und trug unsere Schmerzen … Wenn sein Leben jedoch als Opfer für die Sünde dargebracht wird, wird er viele Nachfolger haben« (Jesaja 53,4.10).

Wie kann es also sein, dass Jesus alles auf sich nahm, ich aber immer noch krank bin? – Diese Frage muss ich mir allerdings auch in Zusammenhang mit Schmerz stellen, da dieser im selben Atemzug erwähnt wird. So wie mit dem Thema Sünde: Wie ist es möglich, dass Jesus meine Schuld auf sich nahm und ich immer noch sündige? Es gibt keinen Menschen, der ohne Fehler ist, außer dem, der uns von ihnen erlöst hat. Es gibt keinen Menschen, der ohne Krankheit ist, außer Jesus Christus. Er hat die Krankheit besiegt, aber sie existiert noch. Wenn Jesus wiederkommen und das Zeitalter des ewigen Himmelreiches anbrechen wird, wird er alles Mangelhafte endgültig beseitigen. Bis dahin müssen wir mit dem Unvollkommenen fertigwerden.

Dies betrifft nicht nur uns heute. Das war auch schon zur Zeit des Neuen Testaments so. So finden wir Berichte davon, dass einzelne Apostel und Gemeindeleiter von Krankheit und Schmerz betroffen waren. Etwa Epaphroditus, ein »wirklicher Bruder, ein treuer Mitarbeiter und Mitstreiter« von Paulus: Er war todkrank (Philipper 2,25-30)! Paulus berichtet im Brief an die Philipper, dass er sich Sorgen mache, dass Epaphroditus sterben könnte. Während er die Krankheit seines Mitarbeiters thematisiert, ist keine Rede von Zweifeln an Gottes Macht! Paulus scheint Krankheit (sogar lebensbedrohliche) zu akzeptieren, ohne gleich seinen Glauben infrage stellen zu müssen. Für ihn scheint klar zu sein: Jeder Mensch kann krank werden, jeder Mensch muss sterben.

Oder Timotheus, der für Paulus wie »ein eigenes Kind« war. Wir lesen im ersten Timotheusbrief, dass dieser aufgrund seines schlechten Immunsystems oft krank war (1. Timotheus 5,23). Paulus hält ihm keine Moralpredigt, dass der Ursprung seines schlechten Gesundheitszustandes doch sicher in einer versteckten Sünde zu finden sei. Er macht ihm auch keinen Vorwurf, dass sein Glaube zu schwach sei. Paulus geht mit der Krankheit seines Freundes sehr pragmatisch um, er »vergeistlicht« sie nicht! Stattdessen empfiehlt er ihm einfach, nicht länger nur Wasser, sondern auch einmal etwas Wein zu trinken, weil er den Ursprung der Krankheit in dessen Magen vermutet.

Jesus hat also die Sünde und die Krankheit besiegt, wird sie aber erst noch definitiv vernichten. Das ist mit einer der Gründe, warum elf von zwölf Aposteln den Märtyrertod sterben mussten. Hätte Jesus alles Mangelhafte bereits weggenommen, wären diese zwölf wahrscheinlich heute noch lebendig unter uns – und dazu topfit!

Durch die Erkenntnisse bezüglich meines ersten Abers weitete sich nicht nur mein Blick auf das Leben mit Gott, sondern auch mein Herz! Denn unbewusst lastete auf mir der Druck, dass immer alle und sofort Heilung erleben müssen. Seit ich akzeptierte, dass Krankheit auch für die Apostel eine Realität war, trage ich diese Last nicht mehr. Und die Erkenntnis, dass Gott den kranken Timotheus und den todkranken Epaphroditus als Apostel gebrauchte, erfüllt mein Herz mit Hoffnung.

Mein zweites Aber war im Neuen Testament zu finden. Stand dort nicht schwarz auf weiß, dass Jesus alle Menschen heilte?!

> Und ihr wisst auch, dass Gott Jesus von Nazareth mit dem Heiligen Geist und mit Kraft gesalbt hat. Er zog umher, tat Gutes und heilte *alle*, die vom Teufel bedrängt waren, denn Gott war mit ihm.
>
> *Apostelgeschichte 10,38*

Wer unter einer Krankheit leidet und in diesem Bibelvers nur das Wort »alle« liest, kann unter Druck geraten. Denn da er trotz seines christlichen Glaubens krank ist, stimmt doch wohl etwas nicht mit ihm oder der Bibel … Also ist entweder die Bibel falsch oder Jesus kann (oder will) eben doch nicht alle heilen.

Leider wird oft genau dies gepredigt, nämlich dass Jesus alle Menschen sofort heilt. Das führt allerdings dazu, dass sich das Leiden der Zuhörer vergrößert; waren sie vorher »nur« krank, sind sie jetzt auch noch zu wenig »geistlich«. Das ist eine sehr lieblose und damit unchristliche Verkündigung, denn es gibt unzählige Gläubige, die für ihre Heilung oder die einer anderen Person beten, fasten, vertrauen und Bibelverse proklamieren.

Da ich einer unter vielen kranken Gläubigen war, brauchte ich eine bessere Erklärung. Ich schaute also noch einmal genauer hin.

Befreit aus den Klauen des Bösen

Bei genauerer Betrachtung fällt auf, dass das Wort »alle« in Zusammenhang steht mit »denen, die vom Teufel bedrängt waren«. Jesus heilte also nicht »alle«, sondern »alle, die der Teufel bedrängt hatte«. Und es folgt im selben Satz die Begründung dazu: »Denn Gott selbst hatte ihm seine Macht und den Heiligen Geist gegeben« (HFA). Die göttliche Vollmacht Jesu wurde in diesen Wunderheilungen sichtbar: Nicht alle erlebten seine Macht am eigenen Leib, aber alle sahen seine Macht! Und alle Geheilten erlebten mit ihrer Heilung auch Erlösung, was viel wichtiger als Gesundheit ist. Sobald wir in die Beziehung mit Jesus Christus eintreten, sind wir erlöst von der zerstörenden Macht des Teufels.

Ich bin ein Kind Gottes, der Teufel hat keine Gewalt mehr über mich. Mit 18 Jahren empfing ich von meinem Vater im Zürichsee die Erwachsenentaufe. Dies war ein klares Zeichen auch für die unsichtbare Welt, zu wem ich nun gehörte und dass ich nun ein Kind Gottes war. Der Teufel hatte keine Macht mehr über mich.

In 1. Petrus 2,24 sowie in Jesaja 53 werden Sünde und Krankheit erwähnt, als würde beides zusammengehören:

> An seinem eigenen Körper hat er unsere Sünden an das Kreuz hinaufgetragen, damit wir für die Sünde tot sind und für die Gerechtigkeit leben können. Durch seine Wunden seid ihr geheilt worden!
>
> *1. Petrus 2,24*

Die beiden Begriffe bringt auch Jesus in Matthäus 9,5 zusammen, als er einen Lahmen heilt: »Ist es leichter zu sagen: ›Deine Sünden sind dir vergeben‹ oder ›Steh auf und geh‹?« Er macht damit unmissverständlich klar, dass er die Macht hat, Sünden zu vergeben *und* Krankheit zu heilen. Wer nun nicht länger durch Sünde von Gott getrennt ist, den kann auch die Krankheit nicht mehr von Gott fernhalten!

Ich glaube, dass dies eine oft missverstandene Aussage von Jesus ist, denn viele Christen gehen aufgrund dieses Bibelverses davon aus, dass sie keine Krankheit mehr erleiden müssten, weil auch ihre Sünden vergeben wurden. Die Realität zeigt allerdings, dass viele Christen krank sind, unabhängig von ihrem felsenfesten Glauben oder ihrem vorbildlichen Lebenswandel. Darum verstehe ich diese Aussage Jesu so, dass uns weder Sünde noch Krankheit von Gott trennen können, wenn wir auf ihn vertrauen! Dieser Mann wurde nicht nur von seiner Lähmung geheilt, sondern er wurde auch nicht länger vom Teufel bedrängt.

Schön für ihn! Aber was ist mit uns?

In der Spannung leben

Die Spannung zwischen Gottes Versprechen und dem Warten auf dessen Erfüllung ist für mich zeitweise sehr schwierig zu ertragen. Ich kann mir vorstellen, dass es dir auch so geht ... Jesus verspricht, dich zu heilen: vielleicht heute, vielleicht in einem Prozess, vielleicht aber auch erst in der Ewigkeit. Wie können wir mit dieser Spannung umgehen?

Ein Problem kann und will gelöst werden, aber mit einer Spannung ist das anders. Man kann sie nicht einfach »lösen«. Vielleicht hilft dir dieses Beispiel: Elektrizität funktioniert aufgrund von Spannung. Der Strom fließt nur dank der unterschiedlichen Anzahl Elektronen: Der Pluspol hat zu wenige Elektronen, der Minuspol einen Überfluss. Die beiden unterschiedlich geladenen Pole erzeugen eine Spannung. Ohne sie gäbe es keine Elektrizität und ohne Strom ginge bei mir zu Hause fast nichts mehr. Kann es sein, dass Spannung auch in unserem Thema etwas Positives hat? Kann es sein, dass es nicht nur schlecht ist, auf gewisse Fragen keine Antwort zu haben? Denn so wie die elektrische Spannung unsere Autos, E-Bikes und Küchengeräte bewegt, bewegen uns unsere offenen Fragen. Sie führen uns vorbei an verschiedenen Erklärungsversuchen hin zur Stimme des Allmächtigen, der zu unserem Herzen spricht: »Vertraue mir!« (Psalm 50,15). Gott löst unsere Spannungen nicht auf, er beantwortet nicht alle Fragen, denn er ist nicht nur in einer Antwort, sondern auch in den Spannungen zu finden. Und davon gibt es genügend!

Eine besteht zum Beispiel darin, dass wir in einer Realität leben, die nicht so ist, wie sie sein sollte. Der eine Pol »So ist es« steht dem anderen Pol »So sollte es sein« gegenüber: Der mangelhafte Pluspol »Ich leide!«, der überschüssige Minuspol »Jesus hat die Krankheit besiegt!«, dazwischen diese elektrisierende Lücke.

Die Spannung wird auch spürbar, wenn wir zwei berühmte biblische Bäume näher betrachten. Man hört es förmlich knistern, so hoch ist die Spannung zwischen dem Baum der Erkenntnis im biblischen Schöpfungsbericht und dem Baum des Lebens in der Offenbarung. Während der eine im Paradies steht und ein Symbol für eine Menschheit ist, die Gott misstraut, wächst der andere an einem Flussufer in Gottes Himmelreich und spendet Leben. Wir lesen über diesen zweiten Baum: »Glücklich sind diejenigen, die ihre Kleider waschen, damit sie durch die Tore der Stadt eintreten und das Recht haben, vom Baum des Lebens zu essen« (Offenbarung 22,14). Im selben Kapitel wird beschrieben, dass die Blätter vom Baum des Lebens für die Heilung aller Völker dienen werden!

Noch leben wir zwischen diesen beiden Bäumen und erleben täglich beide Seiten. Die Hoffnung darauf, eines Tages vom Baum des Lebens essen zu können, wiegt schwerer als die Schwierigkeiten (Römer 8,18), denen wir jetzt noch ausgesetzt sind.

Gottes Beziehung zu uns Menschen ist der »rote Faden«, der die beiden Bäume verbindet. Die Gewissheit, dass Gott gut ist und er, der allmächtige Gott, die Kontrolle behält, kann helfen, diese Spannung auszuhalten. Mir hilft es zu wissen, dass eines Tages alles gut sein wird: Eines Tages wird Gott Gerechtigkeit herstellen. Er wird vollständig heilen. Er wird jede Träne abwischen. Alles wird gut, weil Gott gut ist!

Aktives Warten

Wie gesagt ist unsere Frage nicht, *ob* wir geheilt werden, sondern *wann*! Bitte versteh das nicht so, dass wir Gott ausgeliefert sind, weil er sowieso macht, was er will. Ich meine auch nicht, dass wir uns einfach zurücklehnen und das Leben an uns vorüberziehen lassen sollen!

An dieser Stelle ist jeder von uns zu etwas anderem gerufen, je nach Typ. Für einige bedeutet »Glaube« loslassen: Du musst die Kontrolle in Gottes fürsorgliche Hände abgeben. Und für andere bedeutet »Glaube« anpacken und Verantwortung für sich selbst übernehmen. Denn auch wenn wir unter Umständen Jahre auf Heilung warten müssen, so haben wir doch immer Möglichkeiten! Ich nenne das aktives Warten. Bei dieser Art zu warten nehme ich keine passive Rolle ein, sondern sehe mich als Teampartner Gottes: Ich vertraue darauf, dass er seinen Teil tut, während ich mache, was in meinen Möglichkeiten liegt. Auf Gott schauend gehe ich Stück für Stück voran. Jeder Schritt, auch wenn er noch so unbedeutend scheint, zeigt meine Entschlossenheit, »den Weg des Glaubens« zu gehen. Dass ich nicht den Weg des geringsten Widerstands nehme, sondern mutig vorwärtsblicke, an den Herausforderungen wachsen will und gleichzeitig Gottes Zeitplan als perfekt akzeptiere.

Gott hat uns als selbstständige Menschen erschaffen. Das heißt, dass wir Eigenverantwortung tragen. So musste auch der Gelähmte Verantwortung übernehmen, indem er den Worten von Jesus Folge leistete! »Steh auf und nimm deine Trage und geh nach Hause, denn du bist geheilt!« (Matthäus 9,6).

Verantwortung zu übernehmen bedeutet, erwachsen zu werden. Kein Mensch wird in einem erwachsenen Körper geboren – nur Monster werden riesig geboren. Und wie ein Körper im Idealfall ab der Geburt wächst, soll sich auch unser Glaube vom Baby zum reifen, erwachsenen Glaubensmenschen entwickeln. Babys können gar keine Verantwortung tragen, Kindern kann man je nach Alter und Fähigkeiten Bestimmtes zutrauen, Teenager sollten weitgehend selbstverantwortlich leben können und Erwachsene sollten so gut für sich selbst verantwortlich sein, dass sie wiederum für andere Menschen Verantwortung übernehmen können.

Hörst du die Stimme Gottes in diesem Bild des Erwachsenwerdens? Er ruft uns zur Entwicklung oder eben zur Reifung. Vom geistlichen Baby, das sich einfach nur über die Liebe seines himmlischen Vaters freut, hin zum Kind, das mutig erste Glaubensschritte tut, bis es schlussendlich selbstständig gehen kann. Es reift unter dem liebevollen Blick Gottes zum Teenie heran, der seine von Gott geschenkten Talente erkennt und lernt, diese einzubringen. Früher oder später muss er jedoch erwachsen werden und lernen, Verantwortung zu übernehmen: für seine Beziehung zu Gott, für sich selbst und für seine Mitmenschen. Später, als erwachsener Christ, kann er selbst Vater oder Mutter werden, indem er anderen beim Geburtsprozess oder bei der Entwicklung ihrer geistlichen Reife hilft. Als Großeltern sind wir schließlich leuchtende Vorbilder für jene, die zu uns aufschauen und denken: »So will ich auch mal sein!«

Wie würdest du deine aktuelle geistliche Entwicklung einordnen – auch in Bezug auf deinen Krankheitsweg? Willst du dich auf den Weg Gottes mit dir einlassen und ihm trotz deiner Leiden vertrauen? Es lohnt sich! Denn ich glaube, dass auch du in deiner Situation, mit deinen Herausforderungen und deinen Kämpfen ein wichtiger Teil von Gottes Plan bist. Die unten erwähnten Schritte stärken meinen Glauben und begleiten mich in meinem geistlichen Wachstum. Diese Schritte zu machen, mag je nach Krankheit schwieriger oder leichter oder vielleicht sogar unmöglich scheinen. Darum versuche beim Lesen mit Gottes Möglichkeiten zu rechnen und deine eigenen Vorstellungen loszulassen. Er hört deine Gebete und führt dich Schritt für Schritt.

1. Schritt: Ein neues Lebensziel definieren

Respekt vor Gott ist die Grundlage eines gelingenden Lebens: »Bilde dir nichts auf deine Weisheit ein, sondern fürchte den Herrn und meide das Böse. Das macht dein Leben gesund und du bekommst neue Kraft« (Sprüche 3,7-8).

Wenn wir zu einer vertrauensvollen Beziehung zu Gott zurückkehren wollen, müssen wir unserem Leben ein neues Ziel geben. Denn »die Sünde der Welt ist, dass sie nicht an mich (Jesus) glaubt« (Johannes 16,9). Diese Rückkehr zu Gott nennt die Bibel »Umkehr«: Ab sofort leben wir nicht mehr ohne Gott, sondern in einer wachsenden Beziehung mit ihm. Wir nehmen Gott ernst und somit auch sein Volk, seine Schriften und seine Werte.

Wie Jesus damals bereits seine jüdischen Zeitgenossen aufforderte, umzukehren und zu glauben, fordert er auch uns auf: »›Jetzt ist die Zeit gekommen‹, verkündete er. ›Das Reich Gottes ist nahe! Kehrt euch ab von euren Sünden und glaubt an diese gute Botschaft!‹« (Markus 1,15).

»Kehrt euch ab« ist ein anderer Ausdruck für »Bekehrung« oder »Buße tun« und geht auf das griechische Wort *metanoia* zurück. Es bezeichnet eine einmalige, radikale Entscheidung und gleichzeitig den Beginn eines Prozesses der Umkehr zu Gott. Wer sich bekehrt, kehrt zurück zu Gott, er kehrt sich zu Gott hin. Somit beginnt eine Veränderung des Herzens und des Denkens – eine Sinnesänderung.[3] Sie startet mit einer klaren Entscheidung, braucht dann ihre Zeit und wird wahrscheinlich nie ganz komplett sein. Das macht deutlich, dass Umkehr nicht nur eine einmalige Sache ist, sondern auch ein Prozess. Umkehr ist somit auch ein andauernder Vorgang, bei dem wir von innen nach außen verändert werden. Gott selbst verändert unser Denken, unsere Wertvorstellungen und unseren Charakter (Philipper 1,6)!

Umzukehren bedeutet somit, Verantwortung für seine Fehler zu übernehmen und auf die Gnade des perfekten Schöpfers zu vertrauen. Man redet seine üblen Taten nicht länger schön und hört auf, sich zu verstecken oder sich selbst zu rechtfertigen. Man erkennt Sünde als solche an und beschließt, sich davon zu trennen, im Vertrauen darauf, dass Jesus alles aus dem Weg geräumt hat, was von Gott getrennt hat. Andererseits bedeutet Umkehr, in der ständig wachsenden Beziehung zum himmlischen Vater ein neues Ziel zu haben. Das alles beginnt mit diesem göttlichen Versprechen: »Gott sandte seinen Sohn nicht in die Welt, um sie zu verurteilen, sondern um sie durch seinen Sohn zu retten« (Johannes 3,17).

Seit gut einem Vierteljahrhundert lebe ich nun in einer Beziehung mit Gott, etwa fünf Jahre davon mit einer Krankheit. Manchmal bin ich unzufrieden mit meiner Situation und mit Gott, dann entferne ich mich innerlich, mehr oder weniger bewusst, von ihm. In diesen Momenten sehne ich mich mehr nach Heilung als nach dem Heiler; meine Prioritäten verschieben sich weg vom Ewigen hin auf das Körperliche … Dies sind *metanoia*-Möglichkeiten: Chancen umzudenken und Gott wieder zu vertrauen, trotz ausbleibender Heilung.

Für die einen Leser sind diese Zeilen nichts Neues, da sie bereits mit Jesus unterwegs sind. Andere lesen zum ersten Mal, dass es ein Lebensziel sein kann, »sich nichts auf seine eigene Weisheit einzubilden, den Herrn zu fürchten und das Böse zu meiden« (Sprüche 3,7-8). So oder so: Für uns alle ist die Beziehung zu Gott ein Türöffner, um die Ziele, die er mit uns hat, zu entdecken

2. Schritt: Im Vertrauen auf Gott wachsen

Jesus forderte die Menschen nicht nur zur Umkehr auf, sondern auch zum Glauben. Bedeutet glauben, dass ich mit der Lehre von

Jesus einverstanden bin? Ja, allerdings ist das erst der Anfang. Denn die Worte von Jesus können ihre volle Kraft nur dann entfalten, wenn wir sie in unser Innerstes sinken lassen. Wenn Gottes Zusagen in unseren Herzen verankert sind, wird unser Vertrauen auf Gott gestärkt, und wir handeln immer mehr gemäß unserer neuen Identität als Kinder Gottes. Jesus selbst betonte, wie wichtig es ist, nicht nur zu hören, sondern auch dementsprechend zu handeln: »Wer auf mich hört und danach handelt, ist klug und handelt wie ein Mann, der ein Haus auf massiven Fels baut« (Matthäus 7,24).

Das bedeutet, dass wir die Aussagen von Jesus nicht nur hören, sondern auch für uns selbst als gültig annehmen und danach handeln sollen: seine Versprechen, seine Aufforderungen und seine Ermutigungen. Während wir in unserem Glaubensleben heranwachsen, schenkt Gott immer wieder verschiedenste Möglichkeiten, unser Vertrauen in ihn zu trainieren. Unser Glaube wächst dadurch und wird immer stärker, wie ein Muskel durch stetiges Training. Für Menschen wie uns ist sicherlich die Krankheit eine Gelegenheit, unser Vertrauen zu vertiefen und so im Glauben zu wachsen. So entdecken wir die Kraft Gottes, die uns innerlich stark macht, immer mehr und unser Glaube wird unabhängiger von äußerlichen (zum Beispiel körperlichen) Möglichkeiten. Sei nicht ungeduldig mit dir selbst, wir haben ein Leben lang Zeit dafür. Dieses Training gehört zum Prozess der Umkehr, den Jesus als Neugeburt beschreibt (Johannes 3): Wer umkehrt und glaubt, bekommt ein neues Leben, ist ein Kind Gottes und wird somit Teil einer neuen Familie.

3. Schritt: In einer neuen Familie leben

Manche Geburten gehen schnell und problemlos, andere dauern lange und wieder andere sind kompliziert. Seinem Leben ein neues

Ziel zu geben und im Vertrauen auf Gott zu wachsen, braucht Zeit. Doch sofort nach der Geburt ist man Teil einer neuen Familie, auf deren Unterstützung man (in der Regel) zählen kann. Von einem Baby kann man, wie gesagt, nichts erwarten, es ist auf einen sicheren Ort angewiesen, wo es sich gesund entwickeln kann.

Gott hat auch für einen neugeborenen Christen eine Familie ausgesucht: Wir nennen sie »Kirche«. Die weitverbreitete Auffassung ist, dass es sich bei einer Kirche um ein mehr oder weniger schönes Gebäude handelt. Oder um einen Gottesdienst. Aber das ist falsch! Das Wort »Kirche« oder »Gemeinde« bezieht sich auf den griechischen Begriff *ekklesia theou*. Genauer wäre es, von »Versammlung von Christen« oder »Gemeinde des lebendigen Gottes« (1. Timotheus 3,15) zu sprechen. Dass die Kirche Ähnlichkeiten mit einer Familie hat, bestätigt auch Paulus:

> Durch das, was Christus für uns getan hat, können wir jetzt alle, ob wir Juden sind oder nicht, in einem Geist zum Vater kommen. Deshalb seid ihr nicht länger Fremde und ohne Bürgerrecht, sondern ihr gehört zu den Gläubigen, zu Gottes Familie.
>
> *Epheser 2,18-19*

Was zeichnet eine Familie aus?

- Schutz – Epheser 1,22
- Liebe – Johannes 13,34
- Nahrung – Römer 10,17
- Ergänzung – 1. Korinther 12,5
- Sicherheit – 2. Timotheus 2,13
- Gemeinschaft – Apostelgeschichte 2,42
- Unterstützung – 1. Timotheus 5,3

Oft erleben wir diese Familienvorteile nicht, weil wir alleine bleiben und uns vielleicht sogar vor der Gemeinde fürchten. Jesus sagt, wir sollen einander lieben. Darum brauchen wir uns in der Kirche nichts vorzuspielen und dürfen so sein, wie wir sind, mit all unseren Stärken und Schwächen. Denn Gott liebt uns und auch wir Christen akzeptieren uns gegenseitig (Römer 15,7) – oder wir dürfen mindestens davon ausgehen, dass wir es ernsthaft probieren. In dieser Familie hat man besondere Möglichkeiten, wie etwa die Segnung durch die Ältesten der Gemeinde oder das gemeinsame Gebet und das Sündenbekenntnis:

> Ist einer von euch krank? Dann soll er die Ältesten der Gemeinde holen lassen, damit sie für ihn beten und ihn im Namen des Herrn mit Öl salben.
> *Jakobus 5,14*

> Bekennt einander eure Schuld und betet füreinander, damit ihr geheilt werdet. Das Gebet eines gerechten Menschen hat große Macht und kann viel bewirken.
> *Jakobus 5,16*

Als ich krank wurde, hat meine Frau einzelne Personen gebeten, für mich und meine Familie vor Gott einzustehen: unsere Mentoren, das Leitungsteam und die halbe Kirche beteten mit. Zeitweise fühlte es sich an, als würde eine ganze Armee für uns beten. Ich bin mir ganz sicher, dass wir durch diese Fürbitter viel Segen erlebt haben!

Zum Beispiel zeigte Gott mir, wie ich auf gesunde Weise mit meinen Gefühlen umgehen kann. Heute unterscheide ich nicht mehr zwischen positiven und negativen Gefühlen und komme auch mit Trauer und Wut zurecht. Ich habe erkannt, dass mir alle Emotionen dienen müssen und sie darum auf irgendeine Weise gut sind. Zum Beispiel habe ich früher Aggression unterdrückt. Heute nehme ich auch dieses unangenehme Gefühl bewusst wahr, weil es mich warnt und mir etwas bewusst machen will. Etwa, dass ich in meiner Agenda oder in einer Beziehung deutlich über meine Grenzen gegangen bin! In der Vergangenheit hatte ich stattdessen die Tendenz, mein Umfeld für solche Gefühle verantwortlich zu machen. Heute kann ich wie ein Erwachsener damit umgehen, indem ich die Verantwortung bei mir selbst sehe und mir überlege, was mir das jeweilige Gefühl vermitteln will.

Auch hat Gott mir dabei geholfen, Schwerpunkte zu setzen, was ein weiterer Segen dieser Zeit ist: Während ich früher ständig »immer, überall und für jeden« verfügbar war, wurde meine Energie durch meine körperliche Schwäche zu einer wertvollen Sache, die ich nun entsprechend vorsichtig einsetze. In der Vergangenheit probierte ich erfolglos Verschiedenstes aus, um mein Zeitmanagement zu verbessern. Unter den heutigen Umständen fällt es mir einfacher, Aufgaben und Beziehungen zu priorisieren und mein Leben dementsprechend zielorientiert zu führen. Das bringt mehr Ruhe und Ausgeglichenheit und ich habe eine höhere Lebensqualität – trotz Krankheit! Dass sich dies zum Positiven geändert hat, ist auch unserer Kirche, genauer unseren Fürbittern, zu verdanken.

Die anhaltende körperliche Krise, kombiniert mit der erwähnten Gebetsunterstützung, hat auch meine Beziehung zu unseren vier Söhnen vertieft. Früher war ich oft gestresst, viel unterwegs und innerlich abwesend. Heute genieße ich die Arbeit im Homeoffice, wo ich mich jederzeit ins Bett legen kann. Meine Frau und unsere vier Söhne wissen, dass sie mich jederzeit unterbrechen dürfen, es sei denn, der »Bitte nicht stören«-Zettel hängt an der Tür. Ich schätze diese mal kurzen, mal längeren Gespräche, denn sie führen zu mehr emotionaler Nähe. Damit fühle ich heute eine stärkere Bindung zur Familie als je zuvor.

Ich bin echt dankbar für meine geistliche Familie, denn ohne sie hätte sich mein Leben und das meiner Familie sicher nicht so positiv entwickelt! Deshalb ermutige ich auch dich, von deiner geistlichen Familie zu profitieren und dich mit Fürbittern und Unterstützern zu umgeben.

4. Schritt: Mit Gott in Beziehung bleiben

»Werft dieses Vertrauen auf den Herrn nicht weg, was immer auch geschieht, sondern denkt an die große Belohnung, die damit verbunden ist!« (Hebräer 10,35). Gesundheit sollte nicht unser einziges oder wichtigstes Ziel sein. Wir sind für Größeres berufen, für Dinge, die über unsere eigenen Möglichkeiten hinausgehen! Denn durch die Gemeinschaft mit Gott kann durch uns Christen viel Gutes in diese Welt kommen. Dabei gibt es keinen Unterschied zwischen »krank« oder »gesund«. Ob du es glaubst oder nicht: Gott kann und will durch dich Positives bewirken! Oder wie es die bildhafte Sprache des Johannesevangeliums nennt: »Frucht bringen«. Denn jeder Mensch, der in einer Beziehung mit Jesus lebt, kann Frucht bringen – ganz unabhängig von seinen Umständen und körperlichen (Un-)Möglichkeiten!

> Jesus sagt: »Bleibt in mir, und ich werde in euch bleiben. Denn eine Rebe kann keine Frucht tragen, wenn sie vom Weinstock abgetrennt wird, und auch ihr könnt nicht, wenn ihr von mir getrennt seid, Frucht hervorbringen.«
> *Johannes 15,4*

Wer mit Jesus verbunden bleibt, mag vielleicht körperlich immer noch krank sein, aber was viel wichtiger ist: Seine Beziehung zu Gott ist lebendig. Ich glaube, dass wir alle uns danach sehnen, mit Gott ein Leben lang zusammenzubleiben und nach unserem Tod seine Worte zu hören: »Gut gemacht, mein guter und treuer Diener« (Matthäus 25,21). Aber wie schaffen wir das? Da haben wir viele Möglichkeiten, hier sind einige davon:

- Bibelverse aufschreiben, die von Kraft und Gesundheit handeln, aufhängen, sich selber täglich laut vorlesen oder vorlesen lassen. Oder vielleicht sogar auswendig lernen.
- Ermutigende Menschen ans Krankenbett einladen und sie bitten, ein erfrischendes oder wärmendes Getränk mitzubringen.
- Ab und zu eine Predigt anhören, »denn der Glaube kommt durch das Hören dieser Botschaft, die Botschaft aber kommt von Christus« (Römer 10,17).
- »Jeder Christ ein Gitarrist«: Lade einen Musiker ein, wie damals Saul David, der ihm auf der Harfe vorgespielt hat. Oder nutze stattdessen Worship vom Band.
- Lass dir von der Bibel-App, eventuell über den Tag verteilt, einen Psalm oder ein Buch vorlesen.

Der Glaube an einen souveränen Gott kann nun stetig wachsen, im Idealfall wird er stärker als unsere menschlichen Erwartungen, welche uns immer wieder an merkwürdige Orte führen. Wie zum Beispiel in den negativen Kreislauf der Scham …

Im nächsten Kapitel möchte ich aufzeigen, warum sich niemand für seine körperlichen Schwächen schämen muss und wie Scham vom Stolperstein zum Sprungbrett wird.

3

Ich muss da nicht alleine durch

Gott schenkt den Demütigen Gnade

> Ich bin erschrocken über mich selbst: Wenn ich wählen könnte, würde ich eine chronische Krankheit einem Burn-out vorziehen. Denn ein Burn-out würde bedeuten, dass mein schlechtes Selbstmanagement der Grund für meinen Zustand ist. Und dafür würde ich mich schämen.
>
> *Aus meinem Tagebuch, 31. März 2020*

> Adam und seine Frau waren beide nackt, aber sie schämten sich nicht.
>
> *1. Mose 2,25*

Der oben zitierte Auszug aus meinem Tagebuch war eine ernüchternde und harte Selbsterkenntnis. Unabhängig von der tatsächlichen Diagnose hinterfragte ich mich, warum ich mich so hartnäckig gegen einen Burn-out wehrte. Mir wurde klar, dass Scham mit ein Grund für diese Abwehrhaltung war. Ich wollte keinen Burn-out, weil es in meinen Augen ein Zeichen dafür wäre, dass ich ein schlechter Manager war. Wie sollte denn einer eine Gemeinde leiten, wenn er sich selbst ins Burn-out ritt?

Heute weiß ich, dass ich sicher auch Anteile eines Burn-outs hatte. Aber damals war in meiner Wahrnehmung ein Burn-out so eng mit persönlichem Versagen verbunden, dass meine eigene Scham diese Erkenntnis blockierte. Wenn Scham blockiert und isoliert, kann sich das verheerend auf unsere Beziehungen auswirken. Denn manchmal probiert die Stimme der Scham uns einzureden: »Da musst du alleine durch!«

Die wehleidige Giraffe

Kennst du den Film *Madagaskar*, wo diese witzigen Tiere aus dem New Yorker Zoo ausbrechen? Melman, eine Giraffe, ist Teil dieser Crew und ständig um ihre Gesundheit besorgt, sie ist ein sogenannter Hypochonder. Sie sagt zum Beispiel: »Ich habe hier einen braunen, einen *neuen* braunen Fleck entdeckt!«

Dieses Zitat bringt die Lebenseinstellung der Giraffe auf den Punkt: Ihre gesundheitlichen Bedenken sind so groß, dass für sie sogar etwas ganz Normales wie ein brauner Fleck auf ihrem Fell deutlich auf eine schlimme Krankheit hinweist. Ich habe mich selbst schon dabei erwischt, wie ich meine Arme betrachtete und dachte: »Dieser neue Hautfleck – das muss Krebs sein!« Das ist mir peinlich, denn ich möchte kein Hypochonder sein! Vielmehr will ich stark sein und mich nicht ständig von kleinen körperlichen Unregelmäßigkeiten verunsichern lassen. Ich möchte mich nicht so viel mit mir selbst beschäftigen, sondern für andere und Gott da sein!

Natürlich ist es wichtig, dass wir (ja, auch wir Männer!) die Zeichen unseres Körpers ernst nehmen und ab einem gewissen Alter regelmäßig zur Vorsorgeuntersuchung gehen. Aber jedes leichte Zittern als einen Hinweis auf Parkinson zu deuten, ist das andere Extrem. Man braucht bekanntlich nur lange genug im Internet zu recherchieren, um den Beweis zu finden, dass die Symptome auf eine schwere und in den meisten beschriebenen Fällen sogar tödliche Krankheit hindeuten. Und dann geht es los mit dem Kopfkino! Ich für meinen Teil musste akzeptieren, dass ich zum sogenannten

»Katastrophisieren« neige. Währenddem ich für andere Menschen voller Glauben und Hoffnung bin, wird bei der Betrachtung meiner eigenen Gesundheit schnell aus einer Mücke ein Elefant. Oder eher eine Giraffe! Dies ist ein Aspekt meiner Persönlichkeit, mit dem ich immer wieder hadere. So auch während ich dieses Kapitel schreibe:

Vor drei Monaten wurde durch ein Röntgenbild meines oberen Rückens sichtbar, dass zwei Bandscheiben der Halswirbelsäule stark abgenutzt sind. Darum wird mein Nacken immer steifer, weil meine Halswirbel dort zusammenwachsen. Dies verursacht diverse Schmerzen und weitere Probleme. Mein Katastrophisieren klingt in diesem Fall so: »Wenn ich mich operieren lasse und etwas schiefgeht, verbringe ich den Rest meines Lebens im besten Fall im Rollstuhl. Darum gehe ich nicht zum Spezialisten, weil der sicher eine Operation empfehlen wird.«

Nun hat Melman mir eine neue Perspektive aufgezeigt, denn diese sympathische Giraffe braucht ihre Freunde, die sie wieder auf andere Gedanken bringen und Dinge sagen wie: »Was wäre denn die harmloseste Variante?«, oder: »Okay, es geht dir schlecht. Aber was wäre das Beste, das jetzt passieren könnte?« Die Stimmen meiner Freunde ermutigen mich, im besten Fall mit einer Wunderheilung zu rechnen. Oder wenigstens eine etwas realistischere Sicht zu entwickeln und nicht immer von der Katastrophe auszugehen. Seit ich mich mit meinem inneren Melman versöhnt habe, schäme ich mich auch nicht mehr dafür. Darum kann ich hier frei darüber schreiben.

Mir war lange nicht bewusst, dass Scham eins meiner Themen ist. Ich kann mir vorstellen, dass es vielen Menschen ähnlich geht. Wenn man nicht mehr leistungsfähig ist, können körperliche Symptome wie ein Scheinwerfer sein und seelische Dinge ans Licht bringen, die schon lange irgendwo in der Dunkelheit des Unterbewusstseins schlummerten. So war es bei mir. Als mich meine

Kraft verließ, musste ich diesem unangenehmen Gefühl jedoch auf den Grund gehen.

Ich schämte mich dafür …

- dass ich nicht mehr leisten konnte.
- dass ich den Grund für meine Erkrankung nicht kannte.
- dass ich mein Leben nicht im Griff hatte.
- dass ich anderen zur Last fiel.
- dass ich es nicht schaffte, wieder auf die Beine zu kommen.

In anderen Worten: Ich schämte mich für meine Schwäche.

Aber wieso eigentlich? Paulus schreibt doch klipp und klar, dass er besonders auf seine Schwächen stolz sein will, weil dann Gottes Kraft erst recht sichtbar wird.

> Da ich weiß, dass es für Christus geschieht, bin ich mit meinen Schwächen, Entbehrungen, Schwierigkeiten, Verfolgungen und Beschimpfungen versöhnt. Denn wenn ich schwach bin, bin ich stark.
> *2. Korinther 12,10*

Es kann nicht in Gottes Interesse sein, dass wir uns für unsere Schwächen schämen. Obwohl ich diese biblische Wahrheit schon lange kenne, fällt es mir trotzdem schwer, Schwächen als Möglichkeiten zu sehen, in denen sich Gottes Kraft an mir zeigen kann. Warum?

Du bist, was du tust?!

Ein kritischer Blick auf unsere Umgebung scheint mir an dieser Stelle wichtig, denn diese beeinflusst uns offensichtlich. Dabei geht es mir nicht darum, einen Schuldigen zu finden, um diesen dann für meine Scham verantwortlich zu machen! Doch wenn wir die Dinge erkennen, die uns auch unbewusst prägen, hilft das, von kranken Überzeugungen geheilt zu werden. Ich denke, dass ein Grund für »Scham durch Schwäche« auch mit unserem Zeitgeist zu tun hat, genauer gesagt mit der Leistungsgesellschaft. Wir alle leben nach dem ungeschriebenen Gesetz »Du bist, was du tust!«. Wenn wir neue Leute kennenlernen, fragen wir zuerst nach dem Namen, um uns sogleich nach ihrem Beruf zu erkundigen. Solange wir etwas leisten, haben wir eine Existenzberechtigung, und die Maschine funktioniert. Wenn wir wenig oder sogar nichts tun können, ist das wie Sand im Getriebe, und die Maschine droht ins Stocken zu geraten – wegen uns!

Da sich unsere Gesellschaft stark über Leistung definiert, scheint Scham eine logische Reaktion für jemanden zu sein, der nicht (mehr) leisten kann. Gott hat sich das anders gedacht, denn Gottes ursprünglicher Plan mit uns Menschen beinhaltet keine Extrapunkte für Leistung! Der Schöpfungsbericht beschreibt, wie Adam, Eva und Gott anfangs harmonisch zusammenlebten. Gott beauftragte die beiden Menschen, sich zu vermehren und sich um die Natur und die Tiere zu kümmern. Sie machten dies ohne Monatsgehalt und ohne Boni bei besonders großem Familien- oder Herdenzuwachs. Es gab keine Zielvorgaben, die der Mensch erreichen musste, um sich den Platz im Paradies zu verdienen oder sich diesen zu sichern. Gott scheint schon damals mehr auf Beziehung und Vertrauen zum Menschen gebaut zu haben als auf irgendetwas anderes. So war es auch kein Zeichen besonderer Leistung, dass der Mensch nicht von der verbotenen Frucht aß. Es war vielmehr eine selbstverständliche Folge des harmonischen Miteinanders: Der Mensch vertraute Gott und darum hielt er sich an dessen Weisung, nicht vom Baum der Erkenntnis zu essen. Bis ihn das Misstrauen zur Sünde verleitete.

Nach dem erschütternden Vertrauensbruch erkannten Adam und Eva zum ersten Mal, dass sie nackt waren. Was sie bis dahin nie gestört hatte, war jetzt ein Grund für die beiden, sich zu schämen. So bastelten sie sich Lendenschurze und versteckten sich vor Gott.

Die Geschichte von Adam und Eva ist auch darum wichtig, weil sie uns den Grund für menschliche Scham aufzeigt: Der Mensch schämte sich von einem Moment auf den anderen für etwas, das schon immer so war, denn die »freie Körperkultur« war im Paradies an der Tagesordnung. Aber die Erkenntnis, nackt zu sein, war neu! Und diese Erkenntnis bekam der Mensch durch den Verzehr der verbotenen Frucht. Nach diesem Vertrauensbruch schämten sich Adam und Eva, weil sie Gott misstraut hatten – und das hatte zur Sünde geführt!

Könnte man sagen, dass unsere Sünden unserem Misstrauen Gott gegenüber entspringen? Und dass dadurch dieses unangenehme Gefühl in uns hochkommt, welches wir »schlechtes Gewissen« nennen? Ich denke schon, denn dies ist die einzige biblische Erklärung für Scham, die ich herleiten kann. Die Bibel berichtet weder in Bezug auf Krankheit noch im Zusammenhang mit mangelnder Leistung von Scham. Sie hat immer mit Sünde zu tun, denn Scham hat die Aufgabe, uns Menschen zu zeigen, dass etwas nicht in Ordnung ist. Scham soll uns dabei helfen, unser Innenleben und unser Handeln zu hinterfragen, damit wir uns dann von der Sünde abwenden und Gott wieder zuwenden können. Ich glaube, dass Gott der Scham die Aufgabe erteilte, uns zurück in die Gemeinschaft mit ihm zu führen! Insofern hat sie etwas Gutes!

Zu Gott hin oder von ihm weg?

Im Gegensatz dazu würden viele von uns vermutlich sagen, dass Scham sie nicht zu Gott hin-, sondern eher von ihm wegführt. Erinnerst du dich an die gefürchtete Ecke im Schulzimmer? Diese Maßnahme ist heute nicht mehr gängig, aber zur Zeit meiner Eltern galt sie noch als eine der harmloseren. Die Lehrkraft wollte damit im widerspenstigen Schüler ein Schamgefühl herbeiführen. Das ist allerdings nicht die ursprüngliche Scham, sondern eine menschliche Form – sie kommt nicht von innen her, sondern von außen. Nicht ich schäme mich für meinen Fehler, sondern jemand anderes möchte mich beschämen. Funktioniert das?

Ich glaube, dass eher das Gegenteil der Fall ist: Wird jemandem gesagt, dass er sich schämen soll, wird er lernen, dieses negative Gefühl zu ignorieren. Eine Person zu beschämen, ist alles andere als christlich! Denn als Adam und Eva sich schämten, zeigte Gott Mitgefühl, indem er ihnen Kleider machte, sodass sie ihre selbst gebastelten Lendenschurze eintauschen konnten. Gott hat also schon damals unsere Scham zugedeckt.

Wenn wir bei Gott sind, brauchen wir uns nicht zu schämen! Denn der Weg zu ihm hin führt am Kreuz vorbei, wo wir alle unsere Fehler, die Wurzeln der Scham, zurücklassen. Gott will uns nicht beschämen! Er lässt das Schamgefühl in der Hoffnung zu, dass es uns zu ihm zurückführt. Umkehr wäre eigentlich die angemessene Reaktion, aber unsere Erfahrung zeigt, dass wir uns selbst und unsere Fehler verstecken wollen, damit sie im Verborgenen bleiben. Wir wollen unser Gesicht nicht verlieren und isolieren uns darum von Gott und manchmal auch von unseren Mitmenschen. Eben so wie Adam und Eva: weit weg in den tiefen Wald. Während wir Menschen vielleicht denken, dass diese Reaktion angemessen ist, sieht Gott das offensichtlich anders: »Gott, der Herr, rief nach Adam: ›Wo bist du?‹« (1. Mose 3,9).

Gott sucht uns Menschen, auch wenn wir uns schämen! Er möchte uns nicht nur dann nahe sein, wenn wir keine Fehler machen, sondern eben auch, wenn wir unsere Fehler einsehen! Und so, wie er Adam und Eva Kleidung zur Verfügung stellte, sieht er unsere Situation und weiß, was wir brauchen, um unsere Scham zuzudecken. Gerade wenn wir uns schämen, brauchen wir Gott am meisten! Dann ruft er uns heraus aus der Isolation in die Gemeinschaft mit ihm. Er fordert uns auf, unser Versteck zu verlassen, alles ans Licht zu bringen und Vergebung zu empfangen, damit wir wieder in einer harmonischen Beziehung mit ihm aufatmen können. Die richtige Reaktion auf Scham ist also nicht, sich von Gott zu entfernen, sondern ihn zu suchen. Und falsche Scham, die sich zum Beispiel aufgrund mangelnder Leistung einstellt, dürfen wir getrost direkt ablegen.

Schamlos schwach

Wie eingangs beschrieben, brachte Scham in meinem Leben eine falsche Überzeugung ans Licht, die mich unbewusst lange Jahre angetrieben hatte: »Mit Gott lebe ich grenzenlos!« Mittlerweile lag ich den größten Teil des Tages im Bett, weitestgehend unfähig, körperlich etwas zu leisten. Noch nie waren meine Grenzen so eng gesteckt.

Ich erinnere mich noch genau an das erste Mal, als ich mich bewusst fühlbar für meine Schwäche schämte. Das war, als ich den Antrag für die Invalidenversicherung (IV – in Deutschland Berufsunfähigkeitsversicherung) ausfüllen und alle meine Beschwerden auflisten sollte. Erst jetzt wurde mir sonnenklar, dass ich keine Garantie hatte, in absehbarer Zeit wieder auf die Beine zu kommen. Im Gegenteil konnte es sein, dass ich wegen Arbeitsunfähigkeit auf die finanziellen Leistungen der IV angewiesen sein würde. Dann wäre ich ein sogenannter »IV-Rentner«.

Es war für mich sehr schwer, diese Option als eine reale Möglichkeit zu akzeptieren, denn der Blick auf eine Zukunft als Rentner fühlte sich wie ein schwarzes Loch ohne Perspektive an. Eigentlich war ich mir sicher, dass etwas dergleichen unmöglich zu Gottes Weg mit meinem Leben gehören könnte. War etwa eines meiner Vorbilder aus der Apostelgeschichte IV-Rentner? Dazu schrieb ich am 25. April 2020 in mein Tagebuch: »Bis vor Kurzem war ich der Überzeugung, dass seit der Ausgießung des Heiligen Geistes Krankheit kein Thema mehr ist. Mein Bild der Apostel war, dass sie alle ständig gesund und kraftvoll pausenlos für Gott arbeiteten und Kranke heilten. Jetzt wird mir bewusst, dass die Bibel ein anderes Bild zeichnet und auch nach Pfingsten Krankheit nicht ausblendet«, und: »Ich will aufhören, Stärke über meine körperliche Kraft zu definieren!«

Diese Erkenntnis war der Anfang eines Prozesses, in dem ich Stärke neu entdeckte und lernte, schamlos schwach zu sein. Währenddessen entwickelte ich einen neuen Blick auf Gottes Wort. Und als ich mich darauf einlassen konnte, sprachen die Zeilen von Paulus ganz neu zu mir. Er schreibt oft über unsere menschlichen Grenzen und körperliche Schwäche. Bis dahin hatte ich diese Aussagen ausgeblendet, nun aber schenkten sie mir große Kraft.

> Jetzt sende ich ihn (Epaphroditus) wieder nach Hause, denn er hat Sehnsucht nach euch und war sehr beunruhigt, weil ihr von seiner Krankheit erfahren hattet. Und er war wirklich krank; er wäre sogar fast gestorben. Aber Gott hatte Erbarmen mit ihm – und mit mir, um mir einen so unerträglichen Schmerz zu ersparen.
> *Philipper 2,26-27*

Ich darf schwach sein. Paulus geht noch weiter und sagt, dass es sogar besser ist, körperlich schwach zu sein, weil dann Gottes Stärke in uns sichtbar wird!

Gottlose Schamlosigkeit

So hat mir Gott durch das Schamgefühl eine Tür zur Veränderung geöffnet. Die Bibel berichtet von diesem positiven Aspekt der Scham. Gleichzeitig macht sie unmissverständlich deutlich, dass das Gegenteil von Scham, nämlich Schamlosigkeit, das wahre Problem ist:

> Wegen dieser Taten sollten sie sich von Herzen schämen! Aber sie schämen sich nicht im Geringsten – sie werden nicht einmal rot! Doch auch sie werden fallen, wenn alles fällt: Wenn ich über sie zu Gericht sitze, werden sie stürzen«, spricht der Herr.
> *Jeremia 6,15*

Wer sich aufgrund seiner Fehler nicht schämen kann, wird Gott fernbleiben. Denn er hat keinen Grund, zu Gott umzukehren. Wer aber fähig ist, dieses Gefühl wahrzunehmen, zu deuten und darauf zu reagieren, wird Gemeinschaft mit Gott haben können:

> Ich (Esra) kniete nieder, erhob meine Hände zum Herrn, meinem Gott, und betete: »Mein Gott, ich schäme mich und ich wage kaum, mein Gott, mein Gesicht zu dir zu erheben. Denn unsere Sünden haben sich hoch über uns aufgetürmt und unsere Schuld reicht bis zum Himmel.«
> *Esra 9,6*

Gott hat uns Menschen Grenzen gesetzt, während er selbst unbegrenzt ist. Mit anderen Worten: Gott ist alles möglich, uns nicht. Sich in den Grenzen zu bewegen, die Gott uns gegeben hat, bedeutet, den Weg des Segens zu wählen. Scham zeigt uns Grenzen auf, damit wir mit Gott in Beziehung bleiben oder zu ihm zurückkehren können. Aber Schamlosigkeit ist grenzenlos und somit gottlos.

> Sie enden im Verderben; ihr Gott ist ihr Bauch; sie sind stolz auf Dinge, für die sie sich schämen müssten, und denken an nichts anderes als an das Leben hier auf der Erde. Aber unsere Heimat ist der Himmel, wo Jesus Christus, der Herr, lebt. Und wir warten sehnsüchtig auf ihn, auf die Rückkehr unseres Erlösers. Er wird unseren schwachen, sterblichen Körper verwandeln, sodass er seinem verherrlichten Körper entspricht. Dies wirkt er durch dieselbe Kraft, mit der er sich überall alles unterwirft.
> *Philipper 3,19-21*

Akzeptieren oder resignieren?

Auf meine Gefühle einzugehen, auch auf die unangenehmen, entlastete mich. Denn es ist anstrengend, sich ständig aus eigener Kraft gegen seine körperlichen Grenzen zu wehren beziehungsweise den wahren Zustand seines Körpers zu ignorieren. Trotzdem habe ich beides viel zu lange getan. Bis heute übe ich mich darin, meine Situation zu akzeptieren.

Wenn bei dir jetzt die Alarmglocken läuten, weil du das Wort »Akzeptanz« in Zusammenhang mit einer Erkrankung hörst und denkst, dass dies bloß ein anderes Wort für »aufgeben« ist, möchte ich dir widersprechen. Denn ich bin der Überzeugung, dass wir unsere Situationen akzeptieren müssen, um die weiteren Schritte auf dem Weg mit Gott gehen zu können. Sein eigenes Leiden bzw.

die gestellte Diagnose zu akzeptieren, bedeutet, weder hoffnungslos zu sein noch zu resignieren. Es ist vielmehr eine Haltung von: »Ich bin jetzt da, wo ich bin, aber ich muss nicht da bleiben!« Wer allerdings resigniert hat, hat aufgegeben. Er rechnet nicht mehr mit Gottes Eingreifen.

Ein Sinnbild dafür ist der Mann, der unter seinen Schulden leidet, weil er ständig mehr Geld ausgibt, als er verdient. Solange er nicht bereit ist, seinem Missmanagement in die Augen zu schauen und das Übel an der Wurzel zu packen, kann er noch so viel beten und noch so viele biblische Wahrheiten proklamieren. Erst wenn er akzeptiert, dass er ein Problem hat, und bereit ist, ein realistisches Budget zu erstellen und einzuhalten, wird sich seine Situation zum Positiven verändern. Doch solange er zu sich sagt: »Gott ist mein Versorger, ich muss nur glauben!«, wird er von Monat zu Monat tiefer in die Schulden sinken.

Das ist uns allen klar, oder? Warum handeln wir dann oft nicht so, wenn es um unsere Gesundheit geht? Wahrscheinlich, weil wir denken, dass wir resignieren, wenn wir die Krankheit akzeptieren. Aber das ist Humbug, genauso wie es Humbug ist, in Schulden zu leben und nichts daran zu ändern! Die unangenehme Realität zu akzeptieren, ist der Anfang der Veränderung und somit der erste Schritt zur Heilung. Denn wir kapitulieren nicht vor der Krankheit oder dem Teufel, sondern vor Gott, indem wir sagen: »Jesus, mir geht es schlecht. Ich brauche deine Hilfe!«

In 1. Petrus 5,6 (HFA) heißt es: »Deshalb beugt euch unter Gottes mächtige Hand. Dann wird Gott euch aufrichten, wenn seine Zeit da ist.« Der Apostel Paulus war ein solcher Mann, der sich »unter Gottes mächtige Hand« beugte. Er litt unter einem »Dorn im Fleisch«, der ihn weder von Gott trennte noch daran hinderte, Gott zu dienen – obwohl dieses Leiden sein Leben erheblich erschwert haben muss! Um was es sich genau handelte, wird von Theologen unterschiedlich interpretiert: Die einen glauben, dass es sich um eine chronische Krankheit handelte, andere gehen davon aus, dass es die Folgen seiner Entbehrungen und der brutalen Misshandlungen waren, denen er ausgeliefert war (2. Korinther 11,23-33).

Der Ursprung von Paulus' Leiden spielt aus meiner Sicht jedoch eine untergeordnete Rolle, denn viel interessanter als der Grund seiner Leiden ist sein Umgang damit. Er schreibt davon in seinem zweiten Brief an die Korinther und erklärt, dass er nach einem Prozess des Betens und wahrscheinlich auch Fastens seine Situation akzeptiert habe und sogar einen Gewinn daraus ziehe:

> Dreimal habe ich zum Herrn gebetet, dass er mich davon befreie. Jedes Mal sagte er: »Meine Gnade ist alles, was du brauchst. Meine Kraft zeigt sich in deiner Schwäche.« Und nun bin ich zufrieden mit meiner Schwäche, damit die Kraft von Christus durch mich wirken kann.
>
> *2. Korinther 12,8-9*

»Hilf dir selbst, so hilft dir Gott«?

Werfen wir nochmals einen Blick auf unsere Kultur, auf die kollektiven Werte und Normen von uns Mitteleuropäern im 21. Jahrhundert: Wir lassen uns nicht gerne helfen, lieber sind wir selbstständig und unabhängig. Aber manchmal geht gar nichts mehr und wir sind dazu gezwungen, Hilfe anzunehmen. Vielleicht haben wir das Gefühl, es selber können zu müssen, oder wir wollen anderen nicht zur Last fallen. Oder wir wollen uns selbst, anderen oder Gott zeigen, wie stark und zu was wir fähig sind. Eventuell hält uns auch die Überzeugung zurück, dass wir Gott ins Handwerk pfuschen, wenn wir Hilfe von Menschen oder menschlichen Erfindungen (wie zum Beispiel Medikamenten, stationären Behandlungen, psychologischen Beratungen) annehmen.

Kennst du diese innere Zurückhaltung? Ich kenne sie gut! Bis zum letzten Moment habe ich damit gewartet, mich in einer Reha-einrichtung behandeln zu lassen. Beim ersten Mal habe ich mich einige Wochen vor Kurbeginn wieder abgemeldet, weil ich mich etwas besser fühlte. Aber leider war diese Phase nur von kurzer Dauer, sodass ich ein paar Monate später doch den Schritt ins Ungewisse wagte. Im Rückblick bin ich sehr dankbar für diese zwei Monate in der Klinik. Unter anderem konnte ich wertvolle Menschen kennenlernen, habe im Atelier meine Freude am kreativen Arbeiten wiederentdeckt und profitierte von den therapeutischen Gesprächen. Obwohl ich meine Frau und die Kinder sehr vermisste, konnte ich meine Zeiten alleine mit mir und mit Gott genießen. Mein Tagebuch füllte sich, mein Körper entspannte sich und meine Schmerzen wurden weniger.

Sich helfen zu lassen, ist zutiefst christlich. Genauso christlich ist es, anderen zu helfen. Denn beides gehört zusammen und beide Parteien brauchen Demut: der Helfende und derjenige, der sich helfen lässt!

> Selbst der Menschensohn ist nicht gekommen, um sich dienen zu lassen, sondern um anderen zu dienen und sein Leben als Lösegeld für viele Menschen hinzugeben.
>
> *Markus 10,45*

Wie willst du anderen dienen, wenn du dir nicht von Jesus dienen lässt? Dies versuchte Jesus schon seinen Jüngern klarzumachen, als er ihnen die Füße wusch. Und er möchte auch deine Füße waschen! Jesus kann dir in den verschiedensten Formen dienen: übernatürlich durch ein Wunder oder auch indirekt durch andere Menschen.

Die zweite Variante scheint zwar weniger spektakulär, ist aber nicht weniger übernatürlich!

Dass gesunde Menschen ein verlängerter Arm Gottes (und somit ein Wunder) für Schwache und Leidende sein können, berichtet die Bibel häufig. Kranke zu besuchen, war schon zur Zeit des Alten Testaments eine Pflicht. Heute spricht uns Jesus ins Gewissen, wenn er sagt, dass unser Dienst an erkrankten Menschen ein Dienst an ihm selbst sei: »Jesus sagt: ›Ich versichere euch: Was ihr für einen der Geringsten meiner Brüder und Schwestern getan habt, das habt ihr für mich getan!‹« (Matthäus 25,40).

Damit Gottes Plan also aufgeht und wir einander dienen können, braucht es nicht nur helfende Menschen, sondern genauso diejenigen, die diese Hilfe dankbar annehmen. Vielleicht ist es an der Zeit, dass du deinem Umfeld die Gelegenheit gibst, Gott zu dienen, indem sie dir dienen?

Verrat an Gott?

Ist es Verrat am christlichen Glauben, wenn man zum Arzt geht? Ist es ein Zeichen, dass man resigniert hat, dass man Gott für unfähig hält? Nein! Denn Ärzte oder solche, die im weitesten Sinne diese Rolle eingenommen haben, waren schon im Volk der Israeliten vertreten. Die Propheten und Priester könnte man als »Heiler« von damals bezeichnen. Die Heilung wurde allerdings immer Gott zugeschrieben und nicht dem Arzt, auch wenn Medizin im Spiel war. Dieses Bewusstsein gefällt mir: Hilfe in der Überzeugung in Anspruch nehmen, dass nur durch Gottes Eingreifen und seinen Segen die Ärzte erfolgreich sind und die Medikamente ihre Wirkung entfalten können. Der Prophet Jesaja zum Beispiel übernahm die Rolle des »Heilers« und gab in dieser Gesinnung den Auftrag:

»Bereitet einen Feigenbrei und streicht ihn über das Geschwür, dann wird er gesund werden« (Jesaja 38,21).

Es schmälert unseren Glauben an einen allmächtigen Gott nicht, wenn wir uns bei Profis Hilfe holen oder von bewährten medizinischen Produkten profitieren. Das bestätigt auch der Umstand, dass einer von Paulus' engen Mitarbeitern ein Arzt war (Kolosser 4,14).

»Darf ein Christ Medizin nehmen oder ist das ein Zeichen des Unglaubens?« – Diese Frage wird mir gelegentlich gestellt und deutet auf eine gewisse Unsicherheit hin. Sie gründet in dem Bild eines Gottes, der nicht will, dass wir Menschen alles in unserer Macht Stehende tun (ohne dabei Gottes Werte zu verletzen), um unsere Kraft wiederzuerlangen. Dagegen zeichnet die gesamte Bibel ein Bild von einem Gott, der nur Gutes für seine Kinder im Sinn hat! Dabei spielen auch Heilpflanzen eine Rolle. Wie wir weiter oben gelesen haben, wird im Buch Jesaja ein heilender Feigenbrei erwähnt, der mit Handtüchern am Körper fixiert wurde und von dem man eine beschleunigte Heilung erwartete. Wenn der große Prophet Jesaja, der von Gott ins Vertrauen gezogen und als Botschafter berufen wurde, Heilmittel einsetzte, will ich es ebenso machen. Außerdem fordert sogar unser auferstandener Messias die Gemeinde in Laodizea auf, sich ein Medikament zu kaufen: »Und kaufe Salbe für deine Augen, damit du sehen kannst« (Offenbarung 3,18).

Natürlich ist diese Aufforderung sinnbildlich zu verstehen. Aber ich glaube, dass Jesus auf diesen Vergleich verzichtet hätte, wenn er gegen den Einsatz von Medikamenten und Heilpflanzen wäre. Es scheint, als liege Gott unsere Gesundheit effektiv am Herzen! Dieser Auffassung bin ich auch deshalb, weil sich ein elementarer Teil der 613 alttestamentlichen Vorschriften auf unsere Gesundheit und Ernährung bezieht. Hier ein Beispiel:

Stillenden Müttern rät die Bibel, weder Hopfen noch Kürbis noch Fische zu verzehren. In Bezug auf Kürbis und Fisch sind diese

Ratschläge sicherlich überholt, aber für die damalige Zeit mit ihren fehlenden Kühl- und Lagerungsmöglichkeiten durchaus nachvollziehbar. Der Tipp auf Hopfenverzicht ist dagegen auch heute noch aktuell. Denn die bekannte Heilpflanze enthält große Mengen an Phytoöstrogenen, die den Milchfluss hemmen können.[4]

Heilung vor allem anderen?

Gesundheit und Heilung sind also nicht nur uns Menschen wichtig, sondern auch Gottes Absicht für uns. Trotzdem sollten wir auch einen kritischen Blick auf das Thema Heilung werfen, denn wir beobachten in unserer Kultur eine Tendenz zur Vergötterung der Gesundheit. Die größte Sorge vieler Menschen ist es, krank zu werden. Dabei vergessen sie die geistliche Ebene des Lebens und dass es um mehr als nur körperliche Unversehrtheit geht! Jesus sagt:

> Meine Freunde, habt keine Angst vor denen, die euch töten wollen. Sie können nur den Körper töten; mehr können sie euch nicht antun. Aber ich sage euch, wen ihr wirklich fürchten sollt: Fürchtet Gott, der die Macht hat, Menschen zu töten und sie danach in die Hölle zu werfen.
> *Lukas 12,4-5*

Jesus rückt hier unsere menschlichen Prioritäten zurecht. In deutlichen und provokativen Worten erinnert er uns an das wirklich Wichtige. Im Kontext unseres Themas kann man das erwähnte Zitat als Aufforderung verstehen, Jesus selbst mehr zu suchen als nur die Heilung. In anderen Worten: Der Heiler ist wichtiger als die Heilung! Ist es nicht so, dass viele Christen einen großen Teil ihrer Zeit damit verbringen, Dinge von Gott zu erbitten, anstatt Gott selbst zu suchen? Für Heilung und Wiederherstellung zu beten und auf ein Wunder zu hoffen, ist gut! Aber in erster Linie sollte es Gott selbst sein, den wir suchen – nicht bloß ein Wunder, ein Zeichen oder Heilung.

In der Bibel lesen wir unter anderem von folgenden Versprechen, die denen gelten, die Gott suchen: Sie werden Gott selbst finden (Matthäus 7,8), seinen Segen, seine Gerechtigkeit und seine Rettung empfangen (Psalm 24,5-6), von seinem Schutz profitieren (Sprüche 30,5) und seine übernatürliche Freude genießen (Psalm 84,6). Außerdem verspricht Jesus denen, die ihn suchen, dass er sie mit allem Nötigen versorgen wird: »Macht das Reich Gottes zu eurem wichtigsten Anliegen, lebt in Gottes Gerechtigkeit, und er wird euch all das geben, was ihr braucht« (Matthäus 6,33).

Wie kannst du in deiner Situation Gottes Reich zu deinem wichtigsten Anliegen machen? Ich bin sicher, dass es Wege gibt. Falls du einen finden willst, bitte Jesus, dir einen zu zeigen.

Du gehörst dazu!

Viel wichtiger, als sich immer gut und gesund zu fühlen, ist zu wissen, dass man immer dazugehört. Gott nimmt dich an, er zählt dich zu seiner Familie. Frage nach seinem Willen, folge ihm nach und er wird dir nahe sein! Genauso wie er seinen Jüngern und Aposteln damals nahe gewesen ist. Ist dir schon einmal aufgefallen, dass Jesus die Menschen bereits annahm, bevor sie verstanden, wer er wirklich war? Zachäus zum Beispiel war ein beim Volk verhasster Zöllner, machte mehr falsch als richtig und verfolgte vor allem seine eigenen Interessen. Noch bevor er sein Leben änderte und sein Fehlverhalten bereute, wollte Jesus sein Gast sein. Zachäus gehörte bereits dazu, noch bevor er sich »richtig« verhielt. Diese Zugehörigkeit weckte in ihm den Wunsch, Jesus nahe zu sein und seine eigenen Fehler in Ordnung zu bringen. In der Bibel finden wir ein großartiges Versprechen in diesem Zusammenhang: »Sucht die Nähe Gottes, dann wird er euch nahe sein« (Jakobus 4,8; HFA).

Ich erinnere mich an eine spannende Begegnung mit einem verurteilten Kriminellen. Wir trafen uns, weil er sich aufgrund einer schweren Erkrankung Fragen stellte, denen er bis dahin aus dem Weg gegangen war. Seine Schwäche verunsicherte ihn und machte ihm Angst, denn er merkte, dass seine Tage gezählt waren. Da es langsam, aber sicher eng wurde, konnte er seine Fehler nicht länger ignorieren: Er schämte sich für sein Versagen als Mann, Ehemann und Vater. Also erklärte ich ihm das Evangelium, dass Gott ihm nahe sein will. Gegen Ende unseres Gesprächs fragte ich ihn, ob er glaube, dass Jesus ihm seine Sünden vergeben wolle. Darauf antwortete er zögerlich: »Ich hoffe es!« Ein paar Wochen später besuchte ich ihn am Sterbebett und sprach ihm Mut zu, dass es gut werden würde, weil Jesus seine Versprechen hält. Jesus ist denen nahe, die ihn suchen. Im Leben und im Sterben.

Es ist jedem Menschen möglich, Gottes Nähe zu suchen. Wir müssen es aber auch tun und nicht nur darüber sprechen (oder schreiben). Wenn wir uns zu Gott hin in Bewegung setzen, verlassen wir die sogenannte »Opferrolle«. Es braucht nicht viel, um sich aus dieser Rolle zu befreien, aber es braucht auch nicht viel, um darin zu versinken. Mehr dazu im nächsten Kapitel.

4

Ich bin kein Opfer

»Du bist ein Vorbild, weil du mir vertraust.«

Es ist, wie es ist, aber es wird, was du daraus machst.
Lebensweisheit

Warum hören meine Schmerzen nicht auf? Warum wollen meine Wunden nicht heilen? Du hast mich enttäuscht, du bist wie ein Bach, der versiegt.
Jeremia 15,18; HFA

In Jeremia 15,18 lesen wir, wie der Prophet Jeremia seinen Frust herauslässt, er ist offensichtlich abgrundtief von Gott enttäuscht. Er klagt ihm sein Leid, seine Einsamkeit und seinen Schmerz, weil er als Prophet lebenslang Verzicht geübt hat. Und er bringt sein Unverständnis darüber zum Ausdruck, wie Gott ihm, seinem Diener, Krankheit zumuten kann. So scheint er kurzzeitig seine Identität als Prophet zu verlassen und in die Rolle eines hilflosen Opfers zu schlüpfen, das verzweifelt probiert, seinem Leiden und der Krankheit einen Sinn abzugewinnen. Ich weiß aus eigener Erfahrung, wie schnell man in diese Rolle rutschen kann.

»Wie geht es dir?«

Körperliche Gesundheit hat einen hohen Stellenwert, sodass wir uns bei einem Wiedersehen mit jemandem rasch mit einem »Wie geht's?« danach erkundigen. Und immer wieder hören wir das Motto »Hauptsache gesund!«. Als ich langsam, aber sicher müde wurde, die Frage »Wie geht es dir?« zu beantworten, habe ich mich für einen Kompromiss entschieden. Denn auf der einen Seite wollte ich ehrlich Auskunft geben, ohne als Opfer wahrgenommen zu werden und ohne sämtliche (zum Teil sehr persönliche) Herausforderungen preiszugeben. Auf der anderen Seite wollte ich auch nicht die Unwahrheit sagen, indem ich mit einem flachen »Danke, gut!« antwortete. Diese kleine Lüge wäre von vielen unbemerkt geblieben, erhielt ich doch regelmäßig auf die ehrliche Version meiner Antwort »Schlecht, danke!« ein »Oh, das sieht man dir aber gar nicht an ...!« als Reaktion. Mein Kompromiss lautet darum: »Danke, ordentlich.« Dem ist auch so, denn alles in allem ist mein Leben aktuell in einer besseren Ordnung als jemals zuvor.

Abgesehen davon, dass solche Fragen oft nur eine Höflichkeitsfloskel und nicht wirklich ernst gemeint sind, stellen sie für integre und genaue Menschen immer wieder eine Herausforderung dar. Manche sind der kulturellen Oberflächlichkeit derart überdrüssig, dass sie sie wenn möglich meiden und dann seltener die Kleingruppe und den Gottesdienst besuchen. Als Betroffener kann ich das gut nachempfinden, denn es kann je nach psychischer Verfassung sehr mühsam sein, sich erklären zu müssen.

Leistungsdruck

Wer beeinträchtigt ist, hat allgemein Probleme damit, in unserer Leistungsgesellschaft zu bestehen, denn diese lebt vom individuellen Einsatz ihrer Bürger. Unsere persönliche Leistung trägt somit unmittelbar zum Gelingen des »großen Ganzen« bei, was toll ist, solange der Körper funktioniert. Bricht die Leistungsfähigkeit eines

Menschen ein, scheint das unmittelbaren Einfluss auf seine gesellschaftliche Stellung zu haben. Scheidet jemand aus dem Arbeitsmarkt aus, kann dies unter Umständen krasse Auswirkungen auf die erkrankte Person haben … So hört man ab und zu beeinträchtigte Menschen sagen, dass sie sich wie »Aussätzige« fühlen, von unserer Gesellschaft vergessen oder sogar verstoßen. Haben wir das biblische Vaterunser ersetzt mit einem Gebet, das so oder so ähnlich klingt?

> Unsere Leistung im Alltag. Geheiligt werde dein Wesen. Dein Druck komme, dein Wille geschehe. Wie im Terminplan, so in meiner Familie. Unseren täglichen Stress gib uns heute und vergib uns unsere Ruhe, wie auch wir niemandem einen Ruhetag gönnen. Und führe uns nicht in die Untätigkeit, sondern erlöse uns von der Bedeutungslosigkeit. Denn dein ist die Gesellschaft, der Zeitgeist und die Gier. In Ewigkeit, amen.

Worte formen Welten

Die Art und Weise, wie wir über Krankheit, Leid und Heilung denken und reden, ist wichtig. Darum ist es entscheidend, gute und weise Worte zu wählen! Eine kranke Person, die unter keinem Leistungsdruck steht, läuft weniger Gefahr, sich minderwertig zu fühlen. Ein schwacher Mensch, der nicht leisten muss, rutscht nicht so schnell in die Opferrolle. Warum sollte er? Worte haben Kraft, sie schaffen Welten, definieren kulturelle Werte und formen uns. Das weiß auch die Bibel:

> Wir können ein großes Pferd lenken, wohin wir wollen, wenn wir ihm ein Zaumzeug anlegen. Und mit einem winzigen Ruder lenkt der Steuermann ein großes Schiff selbst bei heftigem Wind, wohin er will. So kann auch die Zunge, so klein

sie auch ist, enormen Schaden anrichten. Ein winziger Funke steckt einen großen Wald in Brand!
Jakobus 3,3-5

Was ist Gesundheit überhaupt? Und was meinen wir, wenn wir über Krankheit reden? Die WHO definierte 1948 Gesundheit wie folgt:

> Gesundheit ist ein Zustand völligen psychischen, physischen und sozialen Wohlbefindens und nicht nur das Freisein von Krankheit und Gebrechen. Sich des bestmöglichen Gesundheitszustandes zu erfreuen ist ein Grundrecht jedes Menschen, ohne Unterschied der Rasse, der Religion, der politischen Überzeugung, der wirtschaftlichen oder sozialen Stellung.[5]

Gesundheit ist laut WHO also nicht nur die Abwesenheit von Krankheit und Schmerz!

> Unabhängig vom Bedeutungskontext ist Gesundheit vor allem ein subjektiv empfundener Zustand abseits der diagnostischen Nachweisbarkeit. Hier werden Krankheit und Gesundheit durch Grauzonen miteinander vereint: Man kann krank sein, sich aber – vor allem bei Abwesenheit von Symptomen – gesund fühlen. Umgekehrt kann ein Patient sich krank fühlen, aber klinisch betrachtet vollkommen gesund sein.[6]

Man kann sich gesund fühlen, wie ein Gesunder leben und arbeiten, obwohl man eine Krankheit hat. Und man kann sich krank fühlen und sich wie ein Kranker verhalten, obwohl man keine Diagnose hat. Entsprechend versteht unsere Gesellschaft unter »Krankheit« eine Störung körperlicher oder seelischer Art, die das Wohlbefinden eines Menschen beeinträchtigt. Man ist also so lange gesund, wie man sich gesund fühlt.

Warum Gesundheit mehr ist als die Abwesenheit von Leid und Schmerz

Interessant ist, dass sich diese Definition von Gesundheit nicht nur auf den Körper und die Psyche beschränkt, sondern auch das soziale Wohlbefinden beinhaltet. Für uns Christen ist klar, dass noch eine weitere Komponente eine entscheidende Rolle spielt: die Beziehung des Menschen zu seinem Schöpfer. In unserem Verständnis ist ein Mensch erst dann komplett, wenn er in Gemeinschaft mit Gott lebt. Und dieser Gott bietet eine vom körperlichen Zustand unabhängige Möglichkeit, sich gesund zu fühlen und somit auch als Gesunder zu leben.

Mir gefällt die jüdische Tradition, die, wie ich gehört habe, nach dem Befinden der Seele fragt. Der Zustand meiner Seele ist am wichtigsten, denn die Seele hat im Gegensatz zum Körper kein Ablaufdatum! Welche Frage würdest du lieber beantworten? »Wie geht es dir?« oder »Wie ist der Zustand deiner Seele?«? Ich ganz klar die zweite Frage. Denn genau genommen ist es gar nicht biblisch, von »Gesundheit« zu sprechen:

> In der Hebräischen Bibel kommt der Begriff »Gesundheit« nur als Gegenteil von Krankheit in den Blick, das heißt, es geht nicht um »gesund sein«, sondern um »gesund werden«. Es gibt auch kein Wort speziell für Gesundheit (in der Lutherübersetzung fehlt der Begriff), sondern nur Begriffe aus dem Wortfeld, z. B. »Heil/Wohlergehen«, »Leben/leben«, »zurückkehren«, »vollständig sein«, »stark sein« und »geheilt werden«.[7]

Kann es sein, dass wir den Begriff »Gesundheit« neu deuten müssen? Es scheint so, denn die Bibel zeigt eindrücklich auf, dass der Mensch mehr ist als nur Körper: Sein Wesen ist vielfältig, die einzelnen Bestandteile sind untrennbar miteinander verwoben. So verzichtet das Alte Testament auf die Trennung von Körper, Seele und Geist. Diese für uns normale Unterscheidung entspricht nicht dem hebräischen, sondern dem griechischen Denken und ist uns Europäern sehr vertraut, weil wir stark davon geprägt sind. Die Sicht greift aber viel zu kurz. Sie hilft zwar zu verstehen, dass unser menschliches Wesen mehr als nur ein Körper ist, aber vermag seine Komplexität und Vielschichtigkeit nicht wirklich zu beschreiben. Ich schließe mich der hebräischen Sicht an, dass Gott letztlich das Wohlergehen des ganzen menschlichen Wesens im Blick hat: Sein Ziel ist, dass der ganze Mensch zu ihm zurückkehrt, damit dieser vollständig und stark werden kann. Denn nur in der Beziehung zu ihm kann Gott den Menschen heilen und ihm das Leben im Überfluss schenken. Gottes Ziel ist somit höher gesetzt: Er will dich nicht nur auf körperlicher, seelischer oder geistlicher Ebene leistungsfähig machen (so wie es unsere Gesellschaft zum Ziel hat), sondern er will dich als ganzheitliches, menschliches Wesen heilen! Dabei darfst du gewiss sein: »Und wir wissen, dass für die, die Gott lieben und nach seinem Willen zu ihm gehören, alles zum Guten führt« (Römer 8,28).[8]

Ist es für dich Zeit, umzudenken und Gesundheit neu zu definieren?

Spannend ist auch, dass es in der Hebräischen Bibel keine Entsprechung zu unserem Begriff »Krankheit« gibt! Die auf Krankheit hinweisenden Wörter sind allesamt Begriffe, die Schwachheit zum Ausdruck bringen. Alle haben dieselbe Wortwurzel, die für »krank werden« und »leiden« steht. Diese dienen dann als Grundlage für Wörter wie »Krankheit/Schwäche« oder »Krankheiten/Krankheitssymptome«. Die Genesung eines Kranken wurde dann mit »leben/lebendig sein« beschrieben.[9] Daraus lässt sich schließen: Mit den hebräischen Wörtern wurden Menschen nicht in Gesunde und Kranke aufgeteilt, sondern in »Leidende mit Krankheitssymptomen« oder in »lebendig Gemachte« (Geheilte). Dies wird zum Beispiel in Jesaja 40,30-31 deutlich:

> Es mag sein, dass selbst junge Leute matt und müde werden und junge Männer völlig zusammenbrechen, doch die, die auf den Herrn warten, gewinnen neue Kraft. Sie schwingen sich nach oben wie die Adler. Sie laufen schnell, ohne zu ermüden. Sie gehen und werden nicht matt.

Gott ermutigt uns hier durch den Propheten, dass wir auf ihn, den Allmächtigen, warten sollen, um geheilt zu werden bzw. um neue Kraft zu gewinnen! Ein Kranker, der in der Opferrolle verharrt, hat aufgehört, auf den Herrn zu warten. Er hat vielleicht sogar aufgegeben. Wer seine Krankheit aber als zeitlich begrenzte Schwäche sieht, dem wird der Herr neue Kraft und somit Heilung schenken. Denk dran: Die Frage ist nicht, ob Gott dich heilt, sondern wann!

Mich motivieren Christen, die treu zu Gott halten, egal was sie durchmachen. In Krankheit und Leid auf Gott zu warten, ihn zu suchen, auf ihn zu vertrauen, ist auch aktives Tun. Es ist eine Leistung! Und ich bin sicher, Gott freut sich darüber.

Ist es falsch, ein Opfer zu sein?

Ich glaube, dass wir keine Opfer der Umstände werden sollen, sondern »lebendige Opfer«. Der Unterschied ist, dass sich ein lebendiges Opfer freiwillig dafür entscheidet, Nachteile, Schmerz und Leid in Kauf zu nehmen, um Gott zu ehren – egal in welcher Situation. Eine solche Person opfert sich auf, weil sie eine Vision, eine höhere Bestimmung, hat. Sie lebt für mehr als für sich selbst und für etwas Größeres als nur dafür, am Ende des Monats die Rechnungen bezahlen zu können. Wer jedoch Opfer seiner Umstände ist, lebt ein Leben in Selbstmitleid, ohne Perspektive.

> Weil Gott so barmherzig ist, fordere ich euch nun auf, liebe Brüder, euch mit eurem ganzen Leben für Gott einzusetzen. Es soll ein lebendiges und heiliges Opfer sein – ein Opfer, an dem Gott Freude hat. Das ist ein Gottesdienst, wie er sein soll.
> *Römer 12,1*

Walter Kohl, der Sohn von Altbundeskanzler Helmut Kohl, beschreibt in seiner Autobiografie *Leben oder gelebt werden – Schritte auf dem Weg zur Versöhnung* treffend, wie es ist, in der Opferrolle zu leben:

> Schließlich sind ja alle Schuldfragen geklärt: Immer sind es die anderen oder die Umstände, die für den Schmerz und für die Misere verantwortlich zeichnen. Ja, in Opferland hat man's leicht, auch wenn man's schwer hat: Man sitzt einfach nur auf dem Beifahrersitz und lässt sich als Zuschauer des eigenen Lebens durch den Alltag chauffieren ... Lange Jahre war ich ein vorbildlicher Besucher von Opferland. Ich suchte Gerechtigkeit dort, wo keine sein konnte, ich suchte Sinn dort, wo alles doch nur ein Spiel der Umstände war. Vor allem verstrickte ich mich immer wieder in die Frage nach dem Warum. Warum musste ich »der Sohn vom Kohl« sein? Warum konnte ich nicht unbehelligt mein Leben führen wie andere Leute? Warum, warum, warum ...?[10]

Warum bin ich krank? Warum kann ich nicht wie die anderen leben? Warum ich? Warum, warum, warum ...? Es ist Zeit, Opferland zu verlassen! Lass dich von Vorbildern ermutigen, die Gott trotz widriger Umstände dienen.

Gott baut auch auf Schwache und Kranke

Ein Blick zurück in die Kirchengeschichte zeigt uns, dass Gott sein Reich nicht nur auf Gesunde und Starke baut. Er berief immer wieder kranke und schwache Menschen in seinen Dienst. Diese zeichneten sich dadurch aus, dass sie sich nicht in die Opferrolle zwingen ließen, sondern sich aus freien Stücken dafür entschieden, als lebendige Opfer für Gott zu leben. Ich erzähle folgende Beispiele aus der Schweizer Geschichte nur kurz zusammengefasst im Wissen, dass auch diese Menschen ihre Schattenseiten hatten. Mir geht es dabei hauptsächlich darum aufzuzeigen, dass Gott auch mit schwachen und kranken Menschen Kirchengeschichte geschrieben hat. Und immer noch schreibt.

Gallus

Ermutigend ist zum Beispiel die Entstehungsgeschichte meiner Wahlheimatstadt St. Gallen in der Ostschweiz. Die Legende besagt, dass im 6. Jahrhundert zwei irische Wandermönche namens Columban und Gallus ihre Insel mit einem Boot ohne Segel und ohne Ziel verließen. Im Norden Spaniens angekommen, durchquerten sie das wilde Europa Richtung Osten. Unterwegs wurde Gallus krank und sein Zustand verschlechterte sich derart, dass er nicht mehr weiterreisen konnte. Sein Begleiter Columban ließ ihn zurück, weil Gallus ihm nur noch ein lästiger Klotz am Bein war. Dort, wo jetzt das wunderschöne Kloster St. Gallen steht, ließ sich Gallus nach seiner Genesung nieder und ging als Gründer dieser idyllischen Stadt in die Geschichte ein. Gallus stand Gott zur Verfügung trotz Krankheit, Schwäche und Ablehnung; er gründete ein Kloster, das für viele ein Ort des Segens wurde.

Zwingli und Vadian

Ein weiteres Beispiel sind die beiden Freunde Zwingli und Vadian, die im 16. Jahrhundert die Schweizer Reformation vorantrieben. Vadian hatte in Wien studiert und war dort heimisch geworden. Aufgrund eines Briefwechsels mit Zwingli ließ er sich jedoch überzeugen, Teil der schweizerischen Reformation zu werden, brach spontan seine Zelte in der österreichischen Hauptstadt ab und kehrte in die Schweiz zurück. Zwingli wollte seinen Freund als Unterstützer während der Reformation in seiner Nähe wissen. Während Vadian Bürgermeister und Reformator von St. Gallen wurde, wirkte Zwingli in Zürich am Großmünster. Aus verschiedenen Briefen zwischen den beiden geht hervor, dass Zwingli im Alter von 35 Jahren, kurz nachdem er seine Stelle als Priester in Zürich begonnen hatte, schwer an Pest erkrankte. Damals galt die Pest als Strafe Gottes für ein sündhaftes Leben. Wahrscheinlich war Zwinglis Erkrankung für die damaligen Katholiken eine Bestätigung dafür, dass die Reformation nicht gottgewollt, sondern vielmehr ein Teufelswerk war. Doch Zwingli blieb seiner Mission treu, überlebte die Pest und ist aus den Geschichtsbüchern nicht mehr wegzudenken!

Calvin

Weil Johannes Calvin während der Reformation an Ostern 1538 trotz eines Verbots die Osterpredigt hielt, musste er Genf auf Geheiß des Stadtrates umgehend verlassen. Die folgenden drei Jahre verbrachte er in Basel und Straßburg. Schon seine Zeitgenossen vermuteten, dass Calvin durch sein immenses Arbeitsvolumen seine Gesundheit früh ruinierte. Krankheiten waren ein ständig wiederkehrendes Thema in seinen Briefwechseln: Tuberkulose, Rheumatismus, Nierensteine und Darmstörungen.[11] Gut möglich, dass er aufgrund seiner körperlichen Schwäche zögerte, wieder nach Genf zurückzukehren, um sein Werk dort weiterzuführen. Denn seine Anhänger waren immer noch zahlreich, gewannen an politischem Einfluss und konnten seine Rückkehr durchsetzen. Schlussendlich nahm Calvin die Einladung des Genfer Stadtrates an und kehrte (vielleicht etwas widerwillig) nach Genf zurück. Sein Gesundheitszustand verschlechterte sich leider immer mehr, bis er 1564 im Alter von 55 Jahren starb. Wer hätte gedacht, dass dieser prägende Charakter gesundheitlich so stark herausgefordert war?! Calvin blieb seiner Berufung trotz Krankheit treu und ging als Begründer des Calvinismus in die Geschichte ein!

Diese Leidensgeschichten zeigen, dass schwierige Zeiten immer auch Möglichkeiten sind. Allerdings kann diese nur erkennen, wer weiß, dass er kein Opfer der Umstände ist und dass Gott es trotz allem gut mit ihm meint. Eine Krankheit kann dir zum Beispiel dabei dienen, deine Identität als Kind Gottes zu verinnerlichen. Oft haben wir gelesen und gehört, dass wir Gott unseren »lieben Vater«, *Papa* (Römer 8,15) nennen dürfen. Aber zu deiner Lebensrealität wird dies erst, wenn du selbst erlebt hast, angenommen und geliebt zu sein, ohne etwas dazu beigetragen zu haben. Und wer krank und schwach ist, kann nicht mehr viel beitragen. Gottes Zusagen müssen dann genügen! Seine Nähe, Liebe und Annahme im Krankenbett zu erleben, hat lebensverändernde Kraft! Denn deine innere Realität wird zu deiner äußeren. Und deine inneren Siege werden zu deinen äußeren Siegen! Warte nicht einfach, bis es besser wird. Nutze diese Zeit, um Gott besser kennenzulernen, flehe zu ihm, sprich mit ihm, sing ihm Lieder. Du wirst staunen, was Gott durch seinen Geist in dir und durch dich alles bewirken kann, gerade in deiner Schwachheit!

Die Opferbrille abnehmen

Jeder hat seine eigene Art, die Bibel zu lesen. Ein Freund hat vor langer Zeit zu mir gesagt: »Bevor du die Bibel aufschlägst, bitte den Heiligen Geist jeweils, dass er zu dir reden möge.« Das gefiel mir und das bete ich heute noch oft. Trotzdem gibt es einige Bibelstellen, bei denen ich im ersten Moment leer schlucken muss und die unter Umständen Druck auslösen. Jeder Mensch tickt anders: Während die einen in allem einen Appell hören, fühlen sich andere nicht einmal dann betroffen, wenn man sie direkt und mit Namen anspricht.

Ist dir auch schon aufgefallen, dass Jesus diese Verschiedenheiten berücksichtigt? Dass er oft sehr einladend und immer wieder auch sehr herausfordernd spricht? Dadurch dringen seine Worte zu allen durch. Jesus beherrscht die ideale Balance zwischen Einladung und Herausforderung. Wenn wir herausfordernde Bibelstellen lesen, sollten wir uns eben dessen bewusst sein: Jesus ist beides! Er ist einladend *und* gleichzeitig herausfordernd.

Jesus ist einladend: Er liebt uns so, wie wir sind, ohne dass wir diese Liebe verdient hätten. Und Jesus ist herausfordernd: Er liebt uns so sehr, dass er uns nicht stehen und einrosten lässt. Manchmal äußert sich Gottes Liebe in einer Einladung, uns hinzusetzen und auszuruhen. In anderen Zeiten zeigt er seine Liebe in einer Herausforderung, die auf den ersten Blick unangenehm erscheinen kann.

So oder so: Gott liebt dich. Merkst du, wie es mit dieser Art der Deutung schwieriger wird, sich als Opfer der Umstände zu fühlen? Um es klar und deutlich zu machen, nenne ich vier Beispiele, wie herausfordernde Aussagen von Jesus mit und ohne den Blick durch die Opferbrille gedeutet werden könnten:

> Wer sich weigert, sein Kreuz auf sich zu nehmen und mir nachzufolgen, ist es nicht wert, zu mir zu gehören.
> *Matthäus 10,38*

Alte Perspektive mit Opferbrille: Wow, Jesus, du forderst mich echt heraus! Was wirst du mir noch alles aufbürden? Siehst du nicht, was ich schon alles zu tragen habe? Mein Leben ist doch bereits schwierig genug, da brauche ich nicht noch zusätzliche Lasten! Muss ich jetzt echt noch mehr Erwartungen gerecht werden und noch mehr Druck aushalten? Ich habe mir das Leben als Christ einfacher vorgestellt ...

Neue Perspektive ohne Opferbrille: Wow, Jesus, du forderst mich echt heraus! Dass du mir das zutraust, ehrt und ermutigt mich. Siehst du mich als so hingebungsvoll?! Ich bin echt auf deine Hilfe angewiesen, denn ich alleine kann das nicht ... Ich bin gespannt wie ein Flitzebogen, welche Kreuze du mir anvertrauen wirst. Ich freue mich, mit dir und für dich Geschichte zu schreiben. Danke, Herr, dass du mir vorausgegangen bist und dein Kreuz getragen hast!

> Wer sein Leben in dieser Welt liebt, wird es verlieren. Wer sein Leben in dieser Welt gering achtet, wird es zum ewigen Leben bewahren.
> *Johannes 12,25*

Alte Perspektive mit Opferbrille: Jesus, du siehst doch, wie sehr ich mich bemühe, bescheiden zu leben. Wenn ich solche Sätze lese, beschleicht mich wieder dieses unangenehme Gefühl, nicht zu genügen ... Ich höre zwischen den Zeilen die Aufforderung, mich weniger um meine Bedürfnisse zu kümmern und mich selbst noch mehr zu verleugnen. Wie soll ich das nur hinkriegen? Ich fühle mich total überfordert!

Neue Perspektive ohne Opferbrille: Danke für diesen Fokus, lieber Jesus! Es ist so gut, dass du mich herausforderst, mich nicht in den Alltagssorgen und irdischen Wünschen zu verlieren. Hilf mir, daran zu denken, dass es um viel mehr geht, und hilf mir dabei, die Dinge wertzuschätzen, die dir wichtig sind! Lass mich mit der Ewigkeit im Herzen leben.

> Gebt denen, die euch bitten, und kehrt denen nicht den Rücken, die etwas von euch borgen wollen.
> *Matthäus 5,42*

Alte Perspektive mit Opferbrille: Immer dasselbe: geben, geben, geben …! Es geht mir echt auf den Keks, Jesus, dass dir meine Mitmenschen so unglaublich wichtig sind! Was ist denn mit mir, wer kümmert sich um mich? Wieso, bitte schön, muss ich ständig den Großzügigen mimen, nur weil ich Christ bin?!

Neue Perspektive ohne Opferbrille: Jesus, du hörst unsere Gebete und wendest dich uns in Liebe zu. Ich will es ebenso machen! Erfülle mich mit deiner Liebe, damit ich die Nöte der anderen wahrnehmen und ihnen innerhalb meiner Möglichkeiten begegnen kann. Danke, dass du meine menschlichen Grenzen kennst und nicht mehr von mir erwartest, als mir möglich ist. Danke, dass du mich gesegnet hast – auch ich möchte ein Segen für andere sein!

> Da setzte er sich hin, rief die zwölf Jünger zu sich und sagte zu ihnen: »Wenn jemand der Erste sein will, muss er den letzten Platz einnehmen und allen dienen.«
> *Markus 9,35*

Alte Perspektive mit Opferbrille: Schon wieder dieser Armutsgeist! Wir Christen sind doch bereits die Hinterletzten, Jesus! Und jetzt sollen wir uns auch noch extra hinten anstellen, alle anderen vorlassen und ihnen dienen? Ich bin doch kein christliches Dienstmädchen!

Neue Perspektive ohne Opferbrille: Ich bin so erleichtert, dass du, Jesus, andere Maßstäbe hast als die Welt! Es ist so gut, dass es bei dir nicht um Macht, Position und Einfluss geht, sondern um Liebe. Danke, dass du uns vorangegangen bist als der perfekte Diener. Danke, dass du nicht zu uns gekommen bist, um dich bedienen zu lassen, sondern um zu dienen! Auch ich will ein Diener sein.

Gott ist Gott, wir sind es nicht. Er darf einladend sein und uns auch herausfordern. Er übertreibt es nicht, denn er kennt unsere Kapazitäten und hat versprochen, uns nicht über unsere Grenzen hinaus zu fordern – er kennt uns besser, als wir uns selbst kennen:

> Vergesst nicht, dass die Prüfungen, die ihr erlebt, die gleichen sind, vor denen alle Menschen stehen. Doch Gott ist treu. Er wird die Prüfung nicht so stark werden lassen, dass ihr nicht mehr widerstehen könnt. Wenn ihr auf die Probe gestellt werdet, wird er euch eine Möglichkeit zeigen, trotzdem standzuhalten.
> *1. Korinther 10,13*

Dieses Versprechen gilt allen Menschen in sämtlichen Situationen. Auch Krankheit kann eine Versuchung sein, unser Vertrauen auf Gott wegzuwerfen und die Beziehung zu ihm abzubrechen. Ich ermutige dich dazu, seine Worte ernst zu nehmen und weiterhin Ausschau nach seinen übernatürlichen Möglichkeiten zu halten, um den Herausforderungen standzuhalten.

Fruchtbarkeit, nicht Leistungsfähigkeit!

Wenn Jesus über positive Auswirkungen unseres Lebens spricht, redet er unter anderem von »Frucht«. Dabei betont er, dass Frucht nur durch die Verbundenheit der Menschen mit dem himmlischen Vater entsteht. Jesus stellt keine Verbindung her zwischen Frucht und Leistung – weder körperlicher noch geistiger Art! Leistung bringt auch Resultate hervor, allerdings keine Frucht. Wer ein fruchtbares Leben anstrebt, soll also nicht härter arbeiten, sondern mehr Zeit mit Gott verbringen. Ist das nicht ermutigend? Jesus öffnet damit eine Türe für *jeden* Menschen! Egal ob jemand krank oder gesund, bettlägerig oder topfit, leistungsfähig oder eingeschränkt ist, jeder Mensch kann mit Gott Beziehung haben. Und somit kann jeder Mensch die Grundlage für ein fruchtbares Leben schaffen. Wir müssen nicht zuerst gesund werden, damit Gott uns gebrauchen kann!

Ich wohne mit meiner Frau und unseren vier Söhnen in einem Zweifamilienhaus, Seite an Seite mit unserer lieben Nachbarin. In ihrem Garten wachsen Weintrauben, die in alle Himmelsrichtungen ausschießen. Ich erinnere mich an einen Sommer, als sich eine Rebe weit in unseren Garten über den Zaun streckte. »Was Gott mir wohl durch diese vorwitzige Rebe sagen möchte?« Kurz darauf war ich überzeugt, dass sie eine fruchtbare Lebensphase ankündigen würde, worüber ich mich freute! Doch es wurde Spätsommer und eigentlich sollte diese Rebe nun Trauben tragen. In Nachbars Garten hingen saftige, reife Früchte nahe am Weinstock, jedoch nicht an der Rebe, die sich auf unser Grundstück verirrt hatte. Als ich das so beobachtete, wurde mir klar, dass Gott mir vielleicht etwas anderes sagen wollte ... Konnte es sein, dass er mich daran erinnern wollte, dass es gut ist, wenn der Weingärtner seine Reben so zurechtschneidet, damit diese im Spätsommer Frucht bringen? Und dass diese Rebe eben gerade darum keine Frucht brachte, weil ihre Energie durch das ständige Wachstum verpuffte, frei nach dem Motto »Höher, weiter, länger«?

Irgendwie fühlte sich meine zweite Deutung stimmiger an. Vielleicht interpretiere ich auch zu viel in diese Pflanze. Trotzdem sinkt die Erkenntnis neu in mein Herz, dass Gott es gut mit mir meint, auch wenn es sich für mich nach Zurückschneiden anfühlt – aktuell in der Form von Schwäche und Schmerzen. Ich glaube fest, dass Gottes Kraft den entscheidenden Unterschied macht: Er lässt diese Herausforderungen zu, um mir dabei zu helfen, fruchtbar zu leben und meine wenige Energie konzentriert einzusetzen. Dieses Zurückschneiden hilft mir, so zu leben, wie ich es mir eigentlich schon viele Jahre wünsche: langsam, aus der Ruhe und fokussiert.

In Johannes 15,1-2 heißt es:

> Ich bin der wahre Weinstock und mein Vater ist der Weingärtner. Er schneidet jede Rebe ab, die keine Frucht bringt, und beschneidet auch die Reben, die bereits Früchte tragen, damit sie noch mehr Frucht bringen.
> *Johannes 15,1-2*

Gott darf uns beschneiden. Er darf auch die notwendigen Werkzeuge dazu verwenden. Er hat das letzte Wort über Leben und Tod, Krankheit und Gesundheit, Müdigkeit und Fitness. Diese Wahrheit offenbart die Bibel an mehreren Stellen, unter anderem auch mit dem Bild eines Töpfers, der darüber entscheiden kann, wie sein liebevoll erschaffenes Gefäß auszusehen hat und welche Funktion es haben soll.

> Was denkst du, wer du bist? Du bist doch nur ein Mensch und willst dich mit Gott streiten? Sagt das Geschaffene etwa zu seinem Schöpfer: »Warum hast du mich so gemacht?« Wenn ein Töpfer Gefäße aus Ton formt, hat er da nicht das Recht, aus demselben Klumpen Ton ein Gefäß für besondere Anlässe und ein anderes für den gewöhnlichen Gebrauch herzustellen?
> *Römer 9,20-21*

Ich ermutige dich: Lege deine Opferbrille ab und freue dich an der Form und Aufgabe, die Gott dir zugeteilt hat. Denn er ist der liebevolle Töpfer, auch in Herausforderungen.

Jeremia legt die Opferbrille ab

Am Anfang dieses Kapitels habe ich Jeremias Klagen erwähnt. Wie reagiert Gott nun auf sein von Schmerz und Unverständnis durchdrungenes Gebet? Einladend, mit Mitgefühl und Verständnis? Nein, er spricht herausfordernd! Gott scheint nicht auf die Klagen einzugehen, sondern auf die Haltung des Klägers: Jeremia sieht sich mehr und mehr als Opfer und tut sich wohl selbst am meisten leid. Gott fordert ihn auf, seine Opferbrille abzulegen, indem er ihn daran erinnert, dass es in seinem Leben um weit mehr geht als um ihn selbst. Er offenbart seine Liebe zu Jeremia, indem er ihn herausfordert, zurechtweist und ihm wieder Perspektive für sein Leben gibt!

- Zuerst fordert Gott Jeremia auf, seine Gesinnung zu ändern, die Opferrolle zu verlassen und sich selbst wieder als würdigen Sohn des Höchsten zu sehen (Jeremia 15,19). Als Nächstes erinnert Gott ihn an seinen Auftrag, sein Bote zu sein.
- Und zum Schluss gibt Gott ihm ein Versprechen: »Ich werde dich diesem Volk gegenüber zu einer Mauer aus Erz machen; sie werden dir nichts anhaben können, selbst wenn sie noch so sehr gegen dich anstürmen sollten. Denn ich bin bei dir, um dir zu helfen und dir den Sieg zu schenken. Ich, der Herr, habe gesprochen! Ja, ich will dich aus der Hand der Bösen reißen und aus der Faust der Gewalttätigen befreien« (Jeremia 15,20-21).

Haben sich Jeremias Umstände verändert? Nein! Aber sein Inneres erhielt durch Gottes Zuspruch eine neue Perspektive. Auch du bist kein Opfer! Deine Leiden sind darum keine Strafe Gottes. Warum ich das glaube, erkläre ich im nächsten Kapitel.

5

Habe ich etwas falsch gemacht?

Wieso Krankheit keine Strafe Gottes ist

Jesus rief ein kleines Kind, stellte es in ihre Mitte und sagte: »Ich versichere euch: Wenn ihr euch nicht ändert und so werdet wie die Kinder, kommt ihr ganz sicher nicht in Gottes himmlisches Reich.«
Matthäus 18,2-3

Ist es Teil von Gottes Plan, uns leiden zu lassen? Nein! Er möchte uns von unseren inneren und äußeren Leiden erlösen. Für alle Ewigkeit! Wenn er Leid zulässt, dann nur, um uns auf sein himmlisches Reich vorzubereiten.
Aus meinem Tagebuch, Dienstag, 16. Juni 2020

Als ich krank wurde, stellte ich mir schnell die Schuldfrage. Ich vermute, dass auch du sie kennst, da sie in christlichen Kreisen relativ populär zu sein scheint. Die Schuldfrage ist eine Art Kontrollwerkzeug, das wir einsetzen, um logische Schlüsse zu ziehen. Mit ihr versuchen wir, Ursache und Wirkung zu ergründen, zum Beispiel beim Thema Krankheit: »Welche Sünde ist verantwortlich für meine körperliche Schwäche?«, fragen wir Gott und uns selbst, um dann, in der Hoffnung auf Heilung, brav um Vergebung zu bitten. Diese Überzeugung finde ich problematisch, denn sie setzt voraus, dass Krankheit und Leiden eine direkte Folge unserer

Fehler sind und jeder kranke Mensch im Endeffekt selbst schuld an seiner Situation ist.

Nachdem ich alle Sünden bekannt hatte und immer noch krank war, habe ich dieses Glaubenskonzept erneut hinterfragt und auf Herz und Nieren geprüft. Mein Fazit: Es kann vereinzelt vorkommen, dass ein geistlicher Zusammenhang zu einer Krankheit besteht, in dem Sinne, dass ein Mensch gesund wird, sobald Jesus ihn von der »Bedrängung des bösen Geistes« erlöst (siehe Apostelgeschichte 10,38). Die allermeisten Krankheiten, so glaube ich, sind allerdings ein Resultat davon, dass wir nicht mehr, bzw. noch nicht, im Paradies leben. Somit haben Krankheiten ihren Ursprung glücklicherweise nicht im eigenen Fehlverhalten. »Glücklicherweise«, weil es im christlichen Glauben nicht in erster Linie darum geht, sich an Regeln zu halten und nichts falsch zu machen. Du hast richtig gelesen: Die Disziplin »Regeln einhalten« ist auf Gottes Prioritätenliste nicht zuoberst! Bitte bleib dran und lies weiter – lass mich das Gottesbild erklären, das dieser Überzeugung, alles richtig machen zu müssen, zugrunde liegt, und warum es aus meiner Sicht nicht biblisch ist.

Beziehung kommt vor Gehorsam

Schon immer haben wir Menschen versucht, Leid und Krankheit zu deuten, und dabei oft vergessen, dass Gott eine Beziehung mit uns haben will. Viele biblische Berichte zeigen auf, dass Gottes Ziel immer die Beziehung zu dir und mir ist. Wäre Gott mehr an unserem Verhalten als an unserem Herzen interessiert, würde die Schuldfrage natürlich Sinn ergeben. Dann würde er uns nach dem »Zuckerbrot und Peitsche«-Prinzip erziehen: Wer alles richtig macht, wird belohnt. Wer etwas falsch macht, bekommt eins auf die Finger.

Obwohl dieses Glaubenskonzept bereits im Alten Testament mit der Geschichte von Hiob widerlegt wurde[12], ist es immer noch weit verbreitet. Wurden nicht die meisten von uns nach dem Prinzip »Strafe bei Fehlverhalten« erzogen? Wer von uns wurde von Eltern, Lehrern, Chefs oder Leitern nicht so behandelt? Was war die Belohnung, als du eine gute Schulnote geschrieben hast? Was war die Strafe, wenn du zu spät von der Party zurück warst? Weil dieses Prinzip oft und verbreitet eingesetzt wird, zum Beispiel um Menschen in Arbeit und Politik zu Höchstleistungen anzutreiben, könnte man es als weltlich beschreiben. Aber was hat Gott eigentlich davon, wenn er dich mühsam dazu bringt, dass du dich richtig oder, besser gesagt, christlich verhältst?

»Aber«, kann man einwenden, »was ist mit den Zehn Geboten? Die entsprechen doch auch diesem Konzept und sind biblisch?!« Richtig, die Zehn Gebote sind immer noch in Kraft. Aber sie entspringen nicht diesem weltlichen Ansatz von Belohnung und Bestrafung, sondern dienen als Schutz, Identifikation und helfen dabei, Sünde zu erkennen und sich für den richtigen Weg zu entscheiden. Ich werde später noch genauer darauf eingehen.

Misstrauen wirkt zerstörerisch

Wie bereits gesagt, geht es Gott zuerst um Beziehung zu dir und zu mir. Darum hat er Adam und Eva liebevoll geschaffen und darum existierst auch du! Unser Verhalten ist sicher nicht unwichtig, aber es kommt in Gottes Prioritätenliste nicht an erster Stelle. Weshalb ich mir dessen so sicher bin? Werfen wir einen Blick auf die Heilsgeschichte:

Nachdem Gott den Menschen machte, merkte er, dass dieser einsam war. Also unterteilte er ihn in zwei Geschlechter: Mann und Frau. Gott freute sich! Er, Adam und Eva lebten in perfekter Harmonie im Garten Eden. Wir wissen nicht, wie lange dies gut ging, aber es kam irgendwann zum Bruch und die Menschen zerstörten ihre Gemeinschaft mit Gott – in Kapitel 3 haben wir uns das schon einmal angesehen. Die Schlange säte Misstrauen und die Menschen ließen sich zur Sünde verführen, indem sie die verbotene Frucht aßen. Weil sie nicht mehr glaubten, dass Gott nur das Beste für sie wollte, nahmen sie ihr Schicksal selbst in die Hand, was sie wenig später bitter bereuten. Denn sie erlebten die Konsequenzen ihres Misstrauens: Der sündige Mensch konnte nicht länger beim heiligen Gott bleiben und musste das Paradies verlassen. So trennte das Misstrauen die Menschen von Gott, weil sie an Gottes Liebe zweifelten und dachten, dass er ihnen etwas vorenthalten könnte. Die Harmonie war zerstört, nichts war mehr perfekt! Hier stellt sich die »Eine Million Euro«-Frage: Was genau war die Ursache der Trennung?

A) Der Biss in die verbotene Frucht

oder

B) das Misstrauen Gott gegenüber?

Die Antwort darauf ist entscheidend, weil sie unser Gottesbild offenbart. Will Gott nur, dass wir uns richtig verhalten? Oder will er unser Vertrauen? Wenn Gottes Ziel, Beziehung mit uns zu haben, verfehlt wird, beschreibt das die Bibel mit dem Begriff »Sünde«. Sünde ist die Trennung von Mensch und Gott, das Verfehlen des ursprünglichen Ziels, Gemeinschaft mit Gott zu haben. Sünde hat ihren Ursprung in Misstrauen.

Seit dieser Trennung gibt es Menschen, die Gott vertrauen, und solche, die ihm mit großem Misstrauen begegnen. Nach dem sogenannten Sündenfall schrumpfte der Anteil der Menschen, die in einer vertrauensvollen Beziehung mit Gott lebten, immer mehr. Bis schließlich nur noch die Familie Noahs auf Gottes reine Motive vertraute. Da entschied sich Gott, mit Sem, Ham und Jafet, den Söhnen Noahs, nach der Sintflut einen Neuanfang zu wagen. Die Völker, die von diesen Männern abstammten, bauten den berühmten Turm zu Babel, offenbar, um unabhängig von Gott zu leben. Die Geschichte wiederholte sich, die Menschen ließen sich vom Misstrauen gegenüber Gott verführen.

Weiter berichtet die Bibel von Gottes Weg mit Abraham, Isaak, Jakob und dem Volk Israel. Abraham wurde zum Glaubensvater, weil er Gott »vertraute« (Römer 4,13). Aufgrund einer Hungersnot siedelten sich Jakobs Nachkommen in Ägypten an, was anfangs ein großer Segen war. Doch später wurde das Volk Gottes dort ausgebeutet und versklavt. Darum befreite Gott sein Volk durch Mose und führte es zurück in die Freiheit. Wichtig: Bis dahin gab es keine Regeln oder Vorschriften für Gottes Volk, außer dass die Israeliten einige Denkmäler errichten sollten, keinen Mord begehen durften und ihre männlichen Nachkommen beschneiden mussten, um sich an Gottes Eingreifen bzw. seine Bundestreue zu erinnern. Dadurch sollten sie Gottes Wesen vor Augen behalten: dass er es gut mit ihnen meinte und dass sie sich auf ihn verlassen konnten.

Vertrauen trotz Zweifeln

An dieser Stelle möchte ich ein spannendes Detail beleuchten, das zeigt, wie Gott die Vertrauensbeziehung zu seinem Volk wiederherstellte: Kurz vor der Befreiung aus der Hand des Pharao gab Gott den Israeliten während der letzten Tage der Gefangenschaft den Auftrag, das Passahfest zu feiern. Rückblickend ist es toll und sinnvoll, ein solches Fest und damit Gottes Gnade und Macht zu feiern. Aber damals, während der Unterdrückung, eine Party machen? Ich kann mir vorstellen, dass die Israeliten mit Zweifeln zu kämpfen hatten, als sie mit den Vorbereitungen beschäftigt waren: »Können wir Gott vertrauen? Wir haben ja gesehen, dass sich der Pharao nicht weichklopfen lässt. Wie viele Plagen braucht es noch? Wieso sollte es dieses Mal klappen?« Indem sie das Fest trotz ihrer menschlichen Zweifel feierten, gaben sie Gott einen Vertrauensvorschuss. Das Passahfest war für alle ein Glaubensschritt: Sie handelten im Glauben daran, dass auf Gott Verlass ist und auch in Zukunft sein wird! Noch heute feiert die jüdische Gemeinschaft dieses Fest zur Erinnerung daran, dass es sich lohnt, auf Gott zu vertrauen.

> Erklärt zu Beginn des Festes euren Kindern, dass ihr es feiert, weil der HERR euch geholfen und euch aus Ägypten herausgeführt hat. Das Fest soll euch wie ein Zeichen an eurer Hand oder ein Band um eure Stirn daran erinnern, dass ihr stets die Weisungen des HERRN befolgen und weitergeben sollt. Denn er hat euch mit starker Hand aus Ägypten befreit.
>
> *2. Mose 13,8-9; HFA*

Mit anderen Worten: Feiert, um euch daran zu erinnern, dass es sich lohnt zu tun, was Gott sagt. Es lohnt sich, ihm zu vertrauen!

An diesem Punkt der Heilsgeschichte ist eine gewisse Harmonie spürbar: Die Geschöpfe vertrauten ihrem Schöpfer. Damit diese Vertrauensbeziehung bestehen bleiben konnte, sollten sich die Israeliten an konkrete Ereignisse zurückerinnern, als sie Gottes Zuverlässigkeit erlebten. Darum bauten sie auch die bereits erwähnten Denkmäler und feiern bis heute verschiedene Feste.

Die Aufgabe des Gesetzes

Erst am Berg Sinai, nachdem Gott schon jahrhundertelang das Vertrauen seines Volkes gewinnen wollte, führte er Regeln ein. Gott überreichte seinem Diener Mose die Zehn Gebote, welche im jüdischen Glauben eine zentrale Rolle spielen und schließlich insgesamt 613 Gebote (auch *Mitzwot* genannt) umfassten. Diese Ge- und Verbote haben unter anderem folgende Aufgaben:

1. Sie regeln das Zusammenleben.
2. Sie halten das Vertrauensverhältnis zwischen Mensch und Gott aufrecht.
3. Sie definieren die Identität von Gottes Volk.
4. Sie offenbaren Gottes Gnade (Römer 5,20).
5. Sie sind ein »strenger Erzieher« (Galater 3,24).

Die Gebote sind in der Thora, den fünf Büchern Mose, aufgeschrieben. Sie definieren die von Gott gegebene Lebensordnung für sein erwähltes Volk und ermöglichen, im Bund mit ihm zu bleiben. Ein Bund funktioniert nur dann, wenn sich beide Parteien gegenseitig vertrauen. Das Einhalten der Gebote hatte somit von Anfang an zum Ziel, den Bund (das Vertrauensverhältnis) zwischen Gott und Mensch aufrechtzuerhalten. Zusätzlich hatte der Gehorsam, der aus dem Vertrauen kam, den Effekt, dass man sich als Teil von Gottes Volk outete. Es war damals so und ist es auch heute noch: Die innere Beziehung, die die Gläubigen mit Gott pflegten, wurde nach außen hin für alle sichtbar. Mit diesem Lebensstil unterschied man sich klar von Menschen, die etwas anderes oder gar nichts glaubten.

Deine Identität als Kind Gottes wird durch deinen Lebensstil sichtbar, der klar auf Gott ausgerichtet ist. Weil du zu Jesus gehörst, lebst du in einer vertrauensvollen Beziehung mit Gott. Und weil du auf ihn vertraust, orientierst du dich an dem, was die Bibel »gut und recht« nennt. Das ist ein entscheidender Punkt! Du führst dein Leben nicht deshalb nach biblischen Maßstäben, um von Gott angenommen zu werden. Es ist umgekehrt! Du lebst wie ein Kind Gottes, weil du deinem himmlischen Vater voll und ganz vertraust. Die Zugehörigkeit zu Gottes Familie kann sich niemand verdienen. Wer auf Jesus vertraut, wird Teil dieser Familie. Nicht wegen guter Taten, sondern wegen eines Herzens, das mit Gott verbunden ist. Die Konsequenz daraus ist ein Lebensstil, der sich für alle sichtbar an Gott und seinen Werten orientiert.

Wenn wir in einer Beziehung mit Gott leben, müssen wir also nichts fürchten! Sogar dann nicht, wenn uns mal ein Fehler passiert.

»Richtig« gehorsam sein

Jesus selbst scheint es wichtig zu sein, dass wir uns nicht beziehungs- und herzlos an Regeln halten, sondern zuerst Gott unser Vertrauen entgegenbringen! In der Bergpredigt stellt Jesus deshalb gewisse Dinge klar, die von den Gläubigen damals falsch verstanden wurden. Unter anderem mit dieser Aussage schafft er Klarheit: »Ich warne euch: Wenn ihr den Willen Gottes nicht besser erfüllt als die Schriftgelehrten und Pharisäer, kommt ihr ganz sicher nicht in Gottes himmlisches Reich« (Matthäus 5,20).

Was Jesus hier fordert, ist unerhört und skandalös! Denn es war unmöglich, das Gesetz noch besser einzuhalten, als es die Schriftgelehrten und Pharisäer bereits taten! Sie waren die absoluten und ausgewiesenen Gesetzes-Profis.

Was meint Jesus also damit? Ich deute diese Aufforderung in Zusammenhang mit unserem inneren Glaubenskonzept, nicht in

Bezug auf unsere Taten. Aus meiner Sicht will Jesus nicht, dass wir uns noch mehr anstrengen, die Gebote zu halten. Es scheint viel wahrscheinlicher, dass er uns klarmachen will, dass es ihm um unser Innenleben, um unser Herz, geht! Es geht ihm mehr um unseren Charakter, unsere Wertvorstellungen und unsere Liebe zu Gott und anderen Menschen. Dies macht Jesus auch mit der Antwort auf die Frage eines Gesetzeslehrers deutlich, der wissen will, welches denn das wichtigste Gebot sei:

> Jesus antwortete ihm: »›Du sollst den Herrn, deinen Gott, lieben von ganzem Herzen, mit ganzer Hingabe und mit deinem ganzen Verstand.‹ Das ist das erste und wichtigste Gebot. Ebenso wichtig ist aber ein zweites: ›Liebe deinen Mitmenschen wie dich selbst.‹ Alle anderen Gebote und alle Forderungen der Propheten sind in diesen beiden Geboten enthalten.«
> *Matthäus 22,37-40*

Wow! Mit diesen Worten erlöst Jesus den religiösen Mann und uns alle von einer gewaltigen Last: Er fasst die 613 Mitzwot in nur zwei Geboten zusammen! Damit zeigt er eindrücklich, dass es ihm nicht in erster Linie um die Gebote selbst geht, sondern darum, dass wir unsere Liebe zu Gott und den Menschen sichtbar machen, indem wir die Gebote einhalten. Liebe soll unsere Motivation sein! Nicht die Angst davor, krank zu werden, wenn wir »es nicht schaffen« … Verstehst du jetzt, warum ich glaube, dass Krankheit *keine* Strafe Gottes ist?

Auch seinen Zeitgenossen machte Jesus dies unmissverständlich deutlich. Selbst seine Jünger schienen zu glauben, dass Krankheit eine Folge von menschlichem Fehlverhalten sei:

> Unterwegs sah Jesus einen Mann, der von Geburt an blind war. »Meister«, fragten die Jünger ihn, »warum wurde dieser Mann blind geboren? Ist es wegen

seiner eigenen Sünden oder wegen der Sünden seiner Eltern?« »Es lag nicht an seinen Sünden oder den Sünden seiner Eltern«, antwortete Jesus. »Er wurde blind geboren, damit die Kraft Gottes an ihm sichtbar werde.«
Johannes 9,1-3

Jesus schloss hier Sünde als Ursache für die Blindheit des Mannes komplett aus. Dass der Mann blind war, lag also weder an seinen eigenen Fehlern noch an denen seiner Vorfahren – ein sogenannter Generationen-Fluch.

Wir leiden also nicht, weil wir es verdient hätten. Ist Krankheit und Leid in dem Fall ausschließlich die Konsequenz eines Lebens außerhalb des Paradieses, ein zufälliges Schicksal, das auch vor Christen nicht haltmacht? Oder können wir diesen schwierigen Zeiten doch etwas mehr abgewinnen? Inwiefern ist unser jetziges Leiden eine Vorbereitung auf die Zeit in Gottes perfekter Gegenwart, dem Himmel? Befreit von der Angst, hilflos Gottes Strafe ausgeliefert zu sein, können wir uns nun der Ewigkeitsperspektive widmen.

Gott bereitet uns vor!

Ich bin aber davon überzeugt, dass unsere jetzigen Leiden bedeutungslos sind im Vergleich zu der Herrlichkeit, die er uns später schenken wird
Römer 8,18

Oft verstehen wir nicht, warum wir harte Zeiten durchmachen. Doch wenn wir unser jetziges (kurzes) Leben im Kontext der Ewigkeit zu sehen probieren, kann uns das ermutigen. Diese Perspektive hat mir schon oft geholfen, loszulassen und zu vertrauen, dass Gott weiß, was er tut. Ich möchte ihm kindlich vertrauen, weil er mich besser kennt, als ich mich selbst kenne. Und weil ich mir bewusst bin, dass Eltern ihren Kindern nicht immer das geben, was sie sich wünschen, aber immer das, was sie brauchen. Denn Eltern erziehen ihre Kinder in Liebe mit dem Ziel, dass sie eines Tages selbstständig ein gutes Leben führen können. Ihre Erziehung ist für die Kinder eine Vorbereitung, um später auf eigenen Beinen stehen zu können und um ein erfolgreiches Leben zu führen.

Ist Krankheit also eine göttliche Erziehungsmaßnahme? Nein, denn ich glaube nicht, dass Gott will, dass auch nur ein Mensch krank ist! Aber ich glaube auch, dass es eine seiner Fähigkeiten ist, Negatives zu unserem Besten zu nutzen und uns dadurch auf die Ewigkeit im Himmel vorzubereiten. Immer und in allem ist es sein Ziel, uns zu sich zu ziehen, damit wir ihm nahe sein können. Erziehung deute ich so, dass er uns zieht: Das Wort …

> »Erziehung« … beschreibt eine Tätigkeit, bei der jemand von einem Ort fortbewegt wird durch eine andere Person; das Ziel der Bewegung ist der Ort, an dem sich der Erziehende befindet. Der Erzieher bringt den Zögling durch die Erziehung an den Punkt, an dem er selbst sich befindet.[13]

Gott führt uns ans Ziel, dahin, wo er selbst ist. Indem er uns erzieht, zieht er uns zu sich hin. Genauso stellt Gott sich im Übrigen menschliche Erziehung vor:

> Ihr Väter, behandelt eure Kinder nicht ungerecht! Sonst fordert ihr nur ihren Zorn heraus. Eure Erziehung soll sie vielmehr in Wort und Tat zu Gott, dem Herrn, hinführen.
>
> *Epheser 6,4; HFA*

Es sollte das Ziel jeder christlichen Erziehung sein, die Kinder in eine vertrauensvolle Beziehung zum himmlischen Vater zu begleiten, damit sich diese ein Leben lang auf Gott zubewegen können. Denn während die Erziehung durch die Eltern irgendwann aufhört, erzieht uns Gott ein Leben lang, um uns auf die Ewigkeit vorzubereiten!

> Denn unsere leiblichen Väter haben uns eine Zeit lang erzogen, so gut sie es konnten. Aber Gottes Erziehung ist immer richtig und gut für uns, weil sie bedeutet, dass wir Anteil an seiner Heiligkeit erhalten.
> *Hebräer 12,10*

In diesem Abschnitt ist zwar nicht direkt die Rede von Krankheit, aber der Text gibt uns einen Einblick ins Thema Erziehung. Zwar lässt Gott Leid zu, gibt ihm aber gleichzeitig eine weitere Dimension: Er verwandelt es zu unserem Besten und deshalb sollen wir seine Erziehung annehmen. Denn dadurch gewinnen wir »inneren Frieden und ein Leben in der Gerechtigkeit« (Hebräer 12,11). Interessant finde ich auch, dass das griechische Wort, das hier für »Erziehung« gebraucht wird (*paideia*), gleichzeitig »Bildung« bedeutet.[14] Somit hat christliche Erziehung immer auch das Ziel, den Menschen zu bilden, ihn aufzubauen!

Trotz all dieser positiven Gründe macht es mir immer wieder Mühe zu akzeptieren, dass Leid und Krankheit dabei helfen können, mich zu erziehen beziehungsweise mich zu Gott »hinzuziehen«. Gleichzeitig ist es aber eine Erleichterung und hilft mir, meine Umstände besser einzuordnen. Es hilft mir im Umgang mit schwierigen Situationen, an denen ich wenig oder gar nichts ändern kann. Wenn ich weiß, dass Gott mich aus Liebe erzieht, bedeutet das gleichzeitig, dass meine Leiden weder eine sinnlose Strafe noch ein Angriff des Teufels sind.

Erziehung hat nichts mit Strafe zu tun

Die Bibel ist vollgepackt mit Aussagen, dass Gott gute Absichten für dich und mich hat. Wenn wir den liebenden Vater vor Augen haben, sehen wir, dass Erziehung im biblischen Sinne etwas sehr Positives ist. Und dass Erziehung nichts mit Strafen zu tun hat. Zu strafen bedeutet, jemanden für seine Fehler zur Rechenschaft zu ziehen. Erziehung bedeutet, jemanden auf dem richtigen Weg zu führen, ihn zu lehren und dafür auszurüsten, lebensfähig zu werden. Körperstrafen bewirken erwiesenermaßen das Gegenteil von dem, was sie eigentlich erzwingen wollen. Ob Jesus darum konsequent gegen jegliche Art von Gewalt war? In der Bergpredigt lehrt er: »Glücklich sind, die auf Frieden bedacht sind, denn sie werden die ganze Erde besitzen« (Matthäus 5,5).

Eine wirklich biblische Sicht auf das Thema Erziehung zu erarbeiten, ist komplex, und ich wage nicht zu behaupten, dass ich es bis ins Detail verstanden habe. Aber wer sich dem Thema widmet, erkennt schnell, dass biblische Erziehung nicht nur auf das Verhalten abzielt, sondern zuerst eine vertrauensvolle Beziehung zwischen Eltern und Kindern, zwischen Gott und Mensch herstellen will. Dadurch wird aber nicht nur die Eltern-Kind-Beziehung gestärkt, sondern es werden auch Familienwerte weitergegeben. Genauso gibt Gott uns über seine Erziehung seine Wertvorstellungen weiter.

In der jüdischen Kultur (in der Jesus aufgewachsen ist) herrscht die Überzeugung, dass die Erziehung und die Bildung auf der Weisheit und den Geboten Gottes beruhen. Ein gut erzogenes Kind hat also die jüdischen Wertvorstellungen seiner Eltern übernommen. So ehrt es nicht nur seine Eltern, sondern gleichzeitig auch Gott.

> Und Jesus war seinen Eltern gehorsam. ... So wuchs Jesus heran, und seine Weisheit nahm zu. Je älter er wurde, desto mehr Ansehen fand er bei Gott und bei den Menschen.
> *Lukas 2,51-52; HFA*

Erwachsen werden, Kind bleiben

Als Jesus erwachsen war, holte er ein Kind zu sich und sagte den Umstehenden, dass sie wie Kinder werden sollen: klein und demütig. Umgekehrt sagte er allerdings nicht zu den Kindern, dass sie wie Erwachsene werden sollen. Wahrscheinlich, weil klar ist, wohin es führen kann, wenn ein Mensch erwachsen wird: zu Stolz und Egoismus. Ein erwachsener Körper macht noch keine erwachsene Person. Wenn sich ein Mensch der Erziehung verweigert, wird er auch im Alter noch ein unreifes Kind in einem erwachsenen Körper sein.

> Denn die Zeit des Gerichts ist gekommen, und es muss bei den Kindern Gottes beginnen. Und wenn selbst wir gerichtet werden müssen, was erwartet dann erst all diejenigen, die die Botschaft Gottes nicht angenommen haben?
> *1. Petrus 4,17*

Unsere Erziehung, unsere »Zeit des Gerichts«, ist jetzt und nimmt dann ein Ende, wenn das Jüngste Gericht seinen Anfang nimmt. Dann wird Jesus uns in sein ewiges Reich aufnehmen, wo wir in perfekter Harmonie miteinander und mit Gott leben werden. Dieser Ewigkeit dient unsere momentane Erziehung. Das mag recht hart klingen, gibt aber gleichzeitig eine vollständigere Sicht auf diese Stelle in 1. Petrus 4. Denn für mich wird das Ganze rund

und stimmig, wenn ich »die Zeit des Gerichts« als eine Zeit der Erziehung deute, in der Gott mich zu sich hinzieht.

Dass Krankheit und Leid keine Strafe Gottes für unser Fehlverhalten sind, bestätigt auch ein objektiver Blick auf die Menschheit. Wären es effektiv Strafen, dann müssten theoretisch viele Menschen leiden, die jetzt zwar mit Erfolg, Reichtum, Kraft und Gesundheit glänzen, gleichzeitig aber Gott mit Füßen treten. Diese Überlegung macht auch für Menschen Sinn, die nicht an Gott glauben. Zusätzlich bestätigt das auch Jesus mit dem Beispiel vom Unkraut im Weizenfeld. Jesus erklärt darin, warum Gott »die Sonne über den Guten und über den Bösen scheinen« (Matthäus 5,45) lässt:

> Lasst beides bis zur Zeit der Ernte wachsen. Dann will ich den Erntehelfern sagen, dass sie das Unkraut heraussammeln und verbrennen sollen. Den Weizen aber sollen sie in die Scheune bringen.
> *Matthäus 13,30*

Für mich macht es am meisten Sinn zu glauben, dass Gott Leid zulässt, um seine Kinder liebevoll für die Ewigkeit zu erziehen. Es gibt auch andere Erklärungsansätze, wie zum Beispiel dass wir es einfach aushalten müssen, weil es Teil eines Lebens in der gefallenen Schöpfung ist, oder dass Gott uns und unser Umfeld dadurch testet (Markus 9,49; HFA).

Prüft uns Gott?

Wenn ich das Wort »Prüfung« höre, wird mir schwindelig, denn ich habe massive Prüfungsangst. Mein letztes Prüfungserlebnis hatte ich im Alter von 40 Jahren: Ich lernte Motorradfahren. Nach meiner ersten Prüfungsfahrt, die ich nicht bestand, bekam ich starke Bauchschmerzen und fühlte mich in meine Kindheit zurückversetzt. Damals reagierte ich oft mit großer Anspannung auf bevorstehende Prüfungen, gefolgt von Bauchweh, als der Prüfungsstress vorbei war und sich mein Körper wieder entspannen konnte. Erst vor einigen Jahren wurde mir klar, dass eine Prüfung auch etwas Gutes sein kann und dass es dabei nicht nur darum geht, »zu bestehen«.

In der Zwischenzeit habe ich die Motorradprüfung erfolgreich abgelegt und kann im Rückblick auch den Prüfungsexperten verstehen, der mir beim ersten Versuch den Spiegel vorhielt, indem er meinen unsicheren Fahrstil kritisierte. Heute sehe ich es auch so, dass ich damals noch nicht für die Straße bereit war und noch mehr praktische Erfahrung sammeln musste. Damals bewertete ich die Situation allerdings negativ; ich fühlte mich als Versager, war frustriert und enttäuscht von mir selbst. Allerdings hätte ich die misslungene Prüfung auch als eine Gelegenheit zur Standortbestimmung sehen können: Wo muss ich noch dazulernen, was geht schon gut?

Auch in der Bibel sind Prüfungen weder Eintrittstests für den Himmel noch Bewertungen unseres Verhaltens. Dies zeigt die Geschichte eindrücklich, als Abraham seinen Sohn für Gott opfern sollte. Seinen einzigen Sohn! Der Sohn, der die lang ersehnte Erfüllung von Gottes Versprechen war! Der Sohn, von dem die Existenz von Gottes Volk abhing! Diese Geschichte ist im ersten Buch Mose aufgeschrieben und beginnt mit den Worten »Einige Zeit später stellte Gott Abraham auf die Probe« (1. Mose 22,1). Ich bin mir sicher, dass für Abraham von Anfang an klar war, dass es sich um einen Vertrauenstest handelte! Denn als sein Sohn Isaak fragte, wo denn das Opferlamm sei, antwortete Abraham, dass Gott sich schon darum kümmern werde (1. Mose 22,8). Und so war es tatsächlich!

> Da sah Abraham auf und entdeckte einen Schafbock, der sich mit den Hörnern in einem Busch verfangen hatte. Er holte den Schafbock und opferte ihn anstelle seines Sohnes als Brandopfer.
>
> *1. Mose 22,13*

Abraham nannte diesen Ort dann »Der Herr versorgt«. Mit anderen Worten: »Auf Gott ist Verlass« oder »Es lohnt sich, dem Herrn ganz zu vertrauen«. So hat Gott Abraham durch diese Prüfung seine Gnade, Unterstützung und Versorgung bewiesen. An diese Wahrheit erinnern wir Schweizer uns immer dann, wenn wir mit einem sogenannten »Fünflieber« (eine Münze im Wert von fünf Schweizer Franken) bezahlen. Auf dessen Münzrand sind die Worte Abrahams auf Lateinisch geprägt: DOMINUS PROVIDEBIT (Der Herr wird vorsorgen).

Was auch immer der Hintergrund einer Krankheit ist, ob Vorbereitung auf den Himmel, Prüfung oder etwas anderes – Gott straft dich nicht! Er schaut nicht von weit weg zu und wartet darauf, dass du endlich versagst, um dir mit der Rute eins auf die Finger zu hauen. Im Gegenteil: Gott ist auf deiner Seite, er ist dir nahe und er zieht dich zu sich hin. Doch wie wird diese Wahrheit des »liebenden himmlischen Vaters« ein Teil unseres Denkens, Fühlens und Handelns? Wir wissen so viel über Gott, aber glauben es oft trotzdem nicht wirklich … Diesem Dilemma widme ich das nächste Kapitel.

6

Ich will es auch im Herzen fühlen

»Jetzt aber hast du mich mit eigenen Augen gesehen.«

> Frage dich nicht: »Warum oder wozu lässt Gott das zu?« Frage dich viel lieber: »Vertraue ich Gott? Vertraue ich ihm trotz der Umstände?« Denn in der Beziehung mit Gott gilt: »Kontrolle ist gut, Vertrauen ist besser!«
>
> *Aus meinem Tagebuch, Mittwoch, 8. Juli 2020*

> Schaut die Vögel an. Sie müssen weder säen noch ernten noch Vorräte ansammeln, denn euer himmlischer Vater sorgt für sie. Und ihr seid ihm doch viel wichtiger als sie.
>
> *Matthäus 6,26*

Mein Vater pflegt zu sagen: »Auch Ratschläge sind Schläge.« Ich habe das nie wirklich verstanden, bis ich krank wurde und selbst einige solcher »Schläge« einstecken musste. Seit Beginn meiner Krankheitszeit bekomme ich nämlich immer wieder liebevolle Nachrichten, ermutigende Bibelverse und zum Teil eben auch gut gemeinte Ratschläge. Dann sage ich mir jeweils, dass sie »gut!« gemeint sind! Denn oft transportieren sie auch die Botschaft: »Ich sollte eigentlich gesund sein … Was stimmt mit mir nicht?« Dann kommt mit der Erinnerung an den heilenden Gott ein gewisser

Druck in mir auf. Der Ratgeber hat allerdings ganz anderes im Sinn! Er will, dass es mir wieder gut geht – er will mir helfen. Warum will er das? Höchstwahrscheinlich, weil er mich lieb hat. Aber vielleicht auch darum, weil ihn meine Situation durcheinanderbringt und seine Theologie des »immer heilenden Gottes« infrage gestellt wird? Oder sieht er meine Umstände als Problem, das möglichst rasch gelöst werden soll? Oder leidet er vielleicht sogar noch mehr unter meiner Situation als ich selbst?

Die Beweggründe des Ratgebers spielen eigentlich keine Rolle, denn ich habe mich entschieden, alle mir entgegengebrachte Aufmerksamkeit als »von Herzen kommend« und »gut gemeint« zu deuten. So auch die Chat-Nachricht einer guten Freundin, die mir eine Predigt eines relativ bekannten deutschen Heilungsevangelisten weiterleitete. Er selbst wurde von Jesus geheilt und sieht sich dadurch berufen, diese himmlische Heilungskraft auch anderen Menschen zugänglich zu machen.

Es ist großartig, wenn Menschen wie dieser Mann den Mut haben, sich zu exponieren und das Evangelium zu verkündigen! Aber es gibt auch eine Schattenseite, die ich aufzeigen möchte. Denn teilweise klingen gewisse Heilungspredigten etwas lieblos. Sie kommen mir eher wie Anleitungen zur Selbstoptimierung vor, im Sinne von »Tu das!«, »Bete so!«, »Höre auf mit …!«. Manchmal hat das mehr mit einem Motivationsseminar gemein als mit einem Gottesdienst.

Ich kenne das, wie schon erwähnt, aus meinem eigenen Dienst als Pastor, denn ich habe vor meiner Erkrankung auch oft gute Tipps erteilt, weil ich die Überzeugung hatte, dass Krankheit ein Problem sei, das man möglichst schnell »wegbeten« müsse.

Zusätzlicher Druck

Der erwähnte Heilungsevangelist startete das Referat mit seinem persönlichen Heilungserlebnis. Seine Logik: »Wenn Gott mich heilt, heilt er auch dich.« Wahrscheinlich ist das der Grund, warum es in seiner langen Rede keinen Platz für die Zuhörer gab, die auch nach seinem Seminar noch mit starken Schmerzen oder im Rollstuhl den Heimweg antreten mussten. Diese Option (dass Anwesende nicht gesund werden) existierte für diesen Prediger offensichtlich nicht. Wahrscheinlich erwähnte er sie darum auch nicht. Ich kann mir vorstellen, dass ein solcher Gedanke in seinem Kopf gar keinen Platz haben darf, weil er ihn als Unglaube und somit als Bedrohung empfinden würde.

Ich finde diese Haltung problematisch! Denn die Realität zeigt, dass lange nicht alle Besucher von Heilungsveranstaltungen geheilt werden. Wer seine Augen vor den Kranken und Leidenden in seiner Kirchengemeinde und Familie nicht verschließt, weiß, was ich meine. Und diese Realität ist überall sichtbar. Wenn bei einer solchen Veranstaltung die erwartete (oder sogar versprochene) Heilung ausbleibt, kann das den Zustand der erkrankten Person verschlimmern, weil sie in ihrem Glauben, selbst schuld an ihrer Krankheit zu sein, bestärkt wird.

Gegen Ende seines Vortrages präsentierte der Prediger dann eine Liste mit 40 (!) Punkten, die einer göttlichen Heilung im Weg stehen können – so viel zum Thema Selbstoptimierung. Wie bereits erwähnt, glaube auch ich, dass wir einen wichtigen Beitrag zu unserer Heilung leisten können und nicht bloß Opfer unserer Umstände sind. Es macht allerdings theologisch wenig Sinn zu glauben, dass wir mit unserem eigenen Tun die Heilungskraft Gottes aktivieren könnten. Zusätzlich kann ich mir vorstellen, dass eine solche 40-Punkte-Liste eher die bestehenden Zweifel nährt, als dass sie den persönlichen Glauben aufbaut. Denn wem gelingt es schon, alle diese Punkte erfolgreich zu erfüllen? Nur einem Übermenschen! Eine solche Aufforderung wirkt sich auf eine leidende Person eher *be-* als *ent-*lastend aus. Wenn Gott übernatürlich heilt, dann tut er das ohne Liste und unabhängig vom Lebensstil oder dem Glauben der Person!

In der Bibel finden wir beispielsweise einen aussätzigen Mann, der Jesus um Heilung bittet. Eine genaue Diagnose nach heutigen Standards ist nicht möglich, auch nicht notwendig. Wichtig zu wissen ist, dass Aussatz damals als Strafe Gottes gedeutet wurde und einen Menschen unrein machte. Diese Unreinheit führte dazu, dass er von der Gesellschaft wie auch vom Tempelbesuch ausgeschlossen war. Seine einzige Möglichkeit auf Heilung bestand demzufolge darin, ohne den Umweg über einen Propheten oder Priester Gott direkt anzuflehen. Genau das tat dieser Mann: Er stellte sich Jesus Christus, Gott selbst, in den Weg, fiel vor ihm nieder und sagte: »Herr, wenn du willst, kannst du mich gesund machen« (Matthäus 8,3). Und Jesus heilte ihn. Einfach so. Nur weil der Kranke ihn darum bat. Und das, obwohl dieser als unrein galt! Daran zeigt sich: Wenn Gott einen Menschen heilt, heilt er ihn übernatürlich – ohne 40-Punkte-Liste.

Mein persönlicher Tiefpunkt der erwähnten Liste war folgender Satz des Heilungspredigers: »Höre auf, negativ zu denken. Denn schlechte Gedanken ziehen Krankheit an!« In der Überzeugung, etwas falsch verstanden zu haben, spulte ich zurück, um mir diesen Satz nochmals anzuhören. Ich war entsetzt: Ein christlicher Heilungsevangelist lehrt New Age! Ein Mann Gottes, der in vielen Kirchen und Organisationen eine Bühne bekommt, aufrichtig an Jesus Christus zu glauben scheint und Gottes übernatürliche Heilungskraft erlebte, predigt das »Gesetz der Anziehung«, das auf ein Buch der Okkultistin Helena Petrovna Blavatsky aus dem Jahr 1877 zurückgeht.[15] Vor solchen Lehren hat Jesus selbst schon gewarnt (Matthäus 7,15).

Warum ist das gefährlich? Einerseits, weil diese Behauptung schlicht falsch ist. Andererseits bringt sie den Zuhörer auf eine falsche Fährte, die ihn weg von Jesus führt, nicht zu ihm hin! Sie besagt in anderen Worten formuliert, dass der Mensch selbst Gott ist und sein Schicksal mit Gedankenkontrolle lenken kann. Deshalb müssen gerade wir Leidende genau zuhören und uns an die Worte von Paulus, Silas und Timotheus halten: »Verachtet das prophetische Reden nicht, sondern prüft alles, was gesagt wird, und behaltet das Gute. Meidet das Böse in jeglicher Form!« (1. Thessalonicher 5,20-22).

Zusätzlich ist das Gesetz der Anziehung weder ermutigend noch befreiend. Denn kein Mensch kann ohne negative Gedanken sein. Entsprechend sollten wir alle todkrank sein! Was meint Jesus dazu? Was sagt er, was wir tun sollen? Wie viele Punkte hat seine Liste?

> Dann sagte Jesus: »Kommt alle her zu mir, die ihr müde seid und schwere Lasten tragt, ich will euch Ruhe schenken. Nehmt mein Joch auf euch. Ich will euch lehren, denn ich bin demütig und freundlich, und eure Seele wird bei mir zur Ruhe kommen.«
>
> *Matthäus 11,28-29*

Stellen wir uns einen chronisch kranken Christen vor, der schon einen großen Teil seines Lebens mit Schmerzen und anderen Einschränkungen zu kämpfen hat. Über die Jahre pilgerte er zu diversen christlichen Heilungsveranstaltungen. Er hat mehrere christliche Bücher zum Thema gelesen. Er hat sich viele Stunden christliche Heilungspredigten angehört. Er probiert, alle Ratschläge so gut wie irgendwie möglich umzusetzen. Obwohl er das jetzt schon viele Jahre lang so macht, hat sich sein Zustand nicht gebessert, sondern verschlechtert. Verständlich, dass er sich fragt, was um alles in der Welt falsch an ihm ist, weshalb keines der Dutzenden Heilungsversprechen eingetroffen ist. Für ihn ist klar, dass er selbst das Problem sein muss, denn bei allen anderen scheinen die Anweisungen zu funktionieren. Ich kann es aus eigener Erfahrung gut nachempfinden, wenn jemand in einer solchen Situation den Mut verliert, Minderwertigkeitsgefühle entwickelt und vielleicht sogar aufhört zu beten und die Bibel zu lesen: »Es bringt ja eh nix!«

Nehmen wir trotz allem an, dass sich dieser chronisch kranke Christ ein weiteres Mal von einer Vertrauensperson überzeugen lässt, an einer Heilungsveranstaltung teilzunehmen. Er bringt seinen letzten Glauben auf, reißt sich zusammen, nimmt alle Medikamente, die er findet, um den Weg dahin zu bewältigen, und kriegt dann 40 Punkte zu hören, die er erfüllen soll, um geheilt zu werden. Wie würdest du dich dabei fühlen?

Das Problem sehe ich nicht in der Heilungsbotschaft, sondern in ihrer einseitigen, manchmal lieblosen und zum Teil realitätsfernen Kommunikation. Wieso hat an einem Heilungsgottesdienst nicht beides Platz? Wieso können wir Prediger nicht den Glauben auf Heilung stärken und gleichzeitig denen Trost spenden, die immer noch darauf warten?

Die längsten 30 Zentimeter

Hier kommen »die längsten 30 Zentimeter« ins Spiel, der Abstand zwischen Kopf und Herz. Hast du diese Ausdrucksweise auch schon gehört? Wir meinen damit, dass es an ein Wunder grenzt, wenn eine Glaubenswahrheit im Kopf verstanden wird und sie dann tatsächlich auch noch »ins Herz rutscht« und Teil des eigenen Lebens wird. Oft habe ich mich gefragt, wie ich all das christliche Wissen, das ich mir über die Jahre angeeignet habe und Sonntag für Sonntag erweitere, praktisch umsetzen kann. Wie bringe ich es fertig, dass das Gelernte konkrete Auswirkungen auf mein Denken und mein Handeln hat? Wie werden die Wahrheiten Gottes Teil meines Lebens?

Paulus gebrauchte mit »Milch und fester Nahrung« ein alltägliches Bild, als er den Christen in Korinth verzweifelt zu erklären versuchte, wie es um ihren schwachen Glauben stand (1. Korinther 3,1ff). Das ist etwas, was auch wir verstehen: Wir Menschen essen, unser Körper verdaut und verwandelt die Kalorien in Energie. Die Nahrung wandert durch den Körper und schenkt uns als Output neue Kraft. Wäre doch toll, wenn es mit der geistlichen Nahrung genauso wäre und sie uns freisetzen würde, den Glauben auch effektiv zu erleben!

Schon früh lernen wir, wie wichtig eine gesunde Ernährung ist. So durften wir unseren Söhnen keine Bananen als Snack in den Kindergarten mitgeben, weil diese zu viel Fruchtzucker enthalten. Ob man das übertrieben findet, ist jedem selbst überlassen ... Auf alle Fälle werden wir heutzutage in bestimmten Milieus bereits im Kindesalter dafür sensibilisiert, uns gesund zu ernähren.

Genauso ist es in Zusammenhang mit geistlicher Nahrung: Wir brauchen qualitativ gute Lehre, die unseren Glauben und unsere Beziehung zu Jesus stärkt. Wir essen lieber etwas weniger und dafür etwas Gutes, das unseren inneren Menschen nährt und satt macht.

Ich möchte das paulinische Bild der Ernährung ein wenig weiterspinnen und dir folgende drei frei erfundene Personengruppen vorstellen:

Die Enttäuschten

Sie haben enttäuscht kapituliert und den Glauben an eine wirklich sättigende geistliche Nahrung aufgegeben. Ihre Fragen: »Was muss ich tun, um gesund zu werden? Was mache ich falsch? Wo finde ich den Schlüssel zur Heilung?«, blieben ohne befriedigende Antworten. Vielleicht haben sie zu viel Fast Food gegessen oder nicht aufmerksam genug zugehört? Also haben sie kurzerhand aufgehört, sich mit ihren christlichen Freunden zu treffen und sich mit dem christlichen Glauben auseinanderzusetzen.

Die Nimmersatten

Diese Christen suchen laufend andere Nahrung. Sie brauchen ständig neue, bessere oder spektakulärere Weisheiten. Dabei nehmen sie es nicht so genau und freuen sich über jegliche Lehre, Hauptsache, sie ist neu. Da darf auch mal ein wenig New Age oder Esoterik drin sein. Ihnen ist die einfache Wahrheit, dass Jesus genügt, nicht genug. Oder sie finden das Evangelium zu einfach und brauchen komplexere geistliche Lehren.

Die Lehre von Jesus ist und bleibt simpel: Gott ist heilig. Ich bin ein sündiger Mensch, getrennt von Gott. Jesus hat einen Weg gebahnt und die Trennung zu Gott aufgehoben. Ich setze meine ganze Hoffnung auf ihn, der von den Toten auferstanden ist und vom Himmel wiederkehren wird.

Die Restaurant-Tester

Sie pilgern von Restaurant zu Restaurant, von Kirche zu Kirche, in der Hoffnung, Nahrung zu finden, die nach ihrem Geschmack zubereitet ist und ihren persönlichen Vorstellungen bis ins kleinste Detail entspricht. Sie wollen endlich satt werden und ankommen, aber an jedem Ort merken sie früher oder später, dass der Prediger auch nur ein Mensch ist. Den Predigten fehlt es an Tiefe, die Gemeindemitglieder sind zu wenig erweckt, und das Abendmahl nur mit Traubensaft zu feiern, geht sowieso gar nicht! Leider verstehen sie nicht, dass es keine perfekte Kirchengemeinde gibt. Denn wir alle sind mangelhaft.

Uns allen steht eine große Auswahl an Restaurants zur Verfügung: Online-Kirchen, YouTube-Kanäle, Kurz-Inputs auf Instagram, Bibellesepläne auf YouVersion, verschiedene Apps und natürlich schlaue Bücher wie meines hier. Die Hungersnot ist vorbei, wir haben geistliche Nahrung im Überfluss! Aber macht sie uns auch satt? Stärken all die gehörten Weisheiten wirklich unseren Glauben? Was, wenn sie keine konkreten und sichtbaren Auswirkungen haben?

Das Problem besteht meiner Meinung nach weder in der Menge der Nahrung noch in den Restaurants oder den Köchen! Ich glaube, dass es damit zu tun hat, dass unser Glaubensleben zu stark auf den »Input« (was ich über Gott lernen kann) und zu wenig auf den »Output« (wie ich mit Gott im Alltag leben kann) fokussiert ist.

Da fällt mir ein Satz aus dem ersten Kapitel dieses Buches ein: »Was ich höre, kann ich glauben. Was ich erlebe, kann mich verändern!« Und hier liegt der Schlüssel zur Überwindung der längsten 30 Zentimeter verborgen: Jesus hat seinen Jüngern nicht nur erklärt, wer der himmlische Vater ist und wie das Reich Gottes funktioniert. Er hat es ihnen auch gezeigt: »Ich habe ihnen gezeigt, wer du bist« (Johannes 17,26a; HFA).

Der Familientisch

Jesus hat seinen Jüngern also nicht nur Theorien aufgetischt, sondern sie auch eingeladen, ihm nachzufolgen – ihn zu begleiten, ihn zu beobachten und ihn zu imitieren. Und genauso, wie Jesus es ihnen vorgelebt hat, haben es die Jünger später auch getan: Sie predigten im Tempel und auf den Straßen und trafen sich in den Häusern für Gemeinschaft mit Gebet und Abendmahl.

Eine gesunde Mischung zwischen Input und Output sehe ich im sinnbildlichen Familientisch. Dort gehöre ich dazu, dort habe ich meine Familie gefunden, dort bin ich angekommen. Jedes Familienmitglied erzählt von seinen Erfahrungen mit Gott, man ermutigt sich gegenseitig und betet miteinander. Alle tragen etwas zum Essen bei, jeder wird gebraucht, am Herd oder beim Abwasch. Man bespricht Ideen, wie man Gottes Liebe unter die Leute bringen will, lädt die Nachbarn zum Essen ein und lässt sie am alltäglichen Glaubensleben teilhaben. Die geistlichen Eltern gehen voran und motivieren, dranzubleiben, Glaubensschritte zu gehen und Neues zu wagen. In einer solchen Gemeinschaft fühle ich mich herzlich eingeladen und gleichzeitig angemessen herausgefordert – genauso, wie es in einer Kirche sein sollte!

Erklären und zeigen

Eltern erklären uns nicht nur, was wir warum essen sollen. Im besten Fall zeigen sie uns auch, wie man aus gesunden Zutaten etwas Feines und Nahrhaftes kocht, also wie man das Gelernte im Alltag anwendet. Und nach dem Kochen setzen wir uns als ganze Familie an den Tisch und genießen das gesunde und sättigende Mahl.

Eltern sind Vorbilder. Wir kennen nicht nur ihr »Gottesdienst-Gesicht«, sondern auch das »Stress vor dem Gottesdienst«-Gesicht. Und wir vertrauen ihnen trotzdem! Denn wir wissen, dass sie es gut mit uns meinen, dass sie auf unserer Seite sind. Sie leiten uns in Liebe, haben Geduld mit uns und gestehen uns die nötige Zeit zu. Sie wissen, dass ihre Kinder gewisse Dinge zwar hören, aber nicht verstehen, und lieben sie trotzdem!

Letztlich brauchen wir beides: das Erklären und das Zeigen. Aber der Unterschied ist entscheidend und muss uns bewusst sein: Während das Erklären auf den Verstand abzielt, spricht das Zeigen zum inneren Menschen und ähnelt somit eher der Erlebnispädagogik. Jesus scheint es wichtig gewesen zu sein, die Herzen seiner Jünger zu erreichen. Denn in der Bergpredigt (Matthäus 5–7) fordert er seine Zuhörer immer wieder dazu auf, nicht nur zu hören, sondern eben auch zu handeln und den Glauben in die Tat umzusetzen.

Jesus ging wahrscheinlich davon aus, dass es seinem jüdischen Publikum nicht an Wissen *über* Gott, sondern an Erlebnissen *mit* Gott mangelte. Darum ist es interessant zu beobachten, wie Jesus seinen Jüngern den Glauben weitergab. Unter anderem erzählte er ihnen Gleichnisse oder Geschichten, um himmlische Wahrheiten verständlich zu machen, oder benutzte Bilder. Diese Praxis übernahm Paulus dann, wie wir am oben erwähnten Beispiel der (geistlichen) Nahrung sehen. Immer wieder schien Jesus aber auch bewusst Situationen zu schaffen, in denen seine Jünger Gott erleben konnten, damit ihr Glaube vom Kopf ins Herz rutschte: »Sie (die Apostel) sollten ständig bei ihm bleiben und von ihm lernen« (Markus 3,14a; HFA).

Als Jesus auf einem Boot einschlief und ein Sturm aufzog, zeigte er seinen Jüngern seine göttliche Macht, indem er durch ein Wunder den Wind beruhigte. Die Jünger erlebten, dass sie sich vor nichts fürchten müssen, wenn Jesus bei ihnen ist (Matthäus 8,23-27).

Als Jesus an einem Sabbat einen Kranken heilte, verärgerte das die Pharisäer sehr, denn es war einem jüdischen Rabbi nicht gestattet, an diesem heiligen Tag zu heilen (Matthäus 12,9-14). Jesus zeigte eindrücklich Gottes Prioritäten auf; dass es nämlich besser war zu helfen, als sich blind ans Gesetz zu halten. Die Jünger *erlebten*, dass der Sabbat für den Menschen gemacht ist und nicht umgekehrt. Und somit auch, dass das Gesetz uns Menschen dienen soll – nicht wir dem Gesetz.

Als Jesus die Ehebrecherin mit den Worten »Geh und sündige nicht mehr« begnadigte, zeigte er seine Mission: Er war gekommen, um Menschen zu retten, nicht um sie zu verurteilen. Die Frau und die Jünger *erlebten*, dass bei Jesus jeder eine Chance hat (Johannes 8,1-11)!

Als Jesus mit unbeliebten Leuten bei einem Zöllner zu Gast war, zeigte er, wie wichtig Gott die Gemeinschaft mit uns ist. Die Jünger *erlebten*, wie wertvoll es ist, wenn Menschen zusammenkommen und Gemeinschaft mit Gott haben (Matthäus 9,10-13).

Als am dritten Tag nach der Kreuzigung zwei Jünger auf dem Weg nach Emmaus waren und Jesus begegneten, zeigte er ihnen, dass er auferstanden war. Die Jünger *erlebten*, dass Jesus nicht einfach ein weiterer Prophet war, sondern erkannten, dass er Gott ist (Lukas 24,13-34).

Als die Jünger nach einer erfolglosen Nacht auf dem See der Aufforderung Jesu folgten, ihre Netze auch noch auf der anderen Seite des Bootes auszuwerfen, erinnerte er sie an ihren Auftrag, Menschen zu fischen. Die Jünger *erlebten*, dass es sich lohnte, auf Gottes Stimme zu hören (Johannes 21,1-14).

Als der himmlische Vater an Pfingsten seinen Geist großzügig über die Menschen kommen ließ, zeigte er, dass die Prophetien über Jesus wahr sind. Die Jünger *erlebten*, dass Gott ab sofort in der Gemeinschaft unter uns Christen anwesend ist (Apostelgeschichte 2,1-13).

Viele Lehrer, aber wenige Väter und Mütter

Wie seine Zeitgenossen Jesus erlebten, so können auch wir heute noch mit Gott leben und ihn erleben! Denn wenn wir Gottes Kinder sind, bedeutet das auch, dass Gott wie ein Vater mit uns umgeht. Und wir Väter lieben es, unseren Kindern Dinge beizubringen, indem wir ihnen zeigen, »wie es geht«. In den Evangelien und einem Teil der Apostelgeschichte wird dieses erlebnisbasierte Lernen mit dem Wort »Jüngerschaft« beschrieben. Dieses Konzept war damals nichts Neues und es wurde auch von anderen angewandt. Da die Bezeichnung »Jüngerschaft« aber hauptsächlich im jüdischen Kontext gebraucht wurde und Paulus sich oft in einem griechisch geprägten Umfeld bewegte, ersetzte er den Begriff mit dem Sinnbild der Familie. Achte einmal darauf, wie im folgenden Brieftext von Paulus die Worte »Kinder, Erzieher, Väter und Beispiel« verwendet werden:

> Ich schreibe das nicht, um euch zu beschämen, sondern um euch als meine geliebten Kinder zu warnen. Selbst wenn ihr zehntausend Erzieher hättet, die euch Christus nahe bringen, so habt ihr doch nicht viele Väter. Denn ich wurde euer Vater in Christus Jesus, als ich euch als Erster die Botschaft Gottes verkündete. Deshalb bitte ich euch jetzt, meinem Beispiel zu folgen und es mir gleichzutun.
>
> *1. Korinther 4,14-16*

Paulus nannte die Christen in Korinth seine »Kinder« und sich selbst ihren »Vater«. Gleichzeitig bemängelte er den Umstand, dass sie viele Erzieher hätten, aber wenige Väter. Erzieher waren diejenigen, die »nur« Wissen weitergaben. Väter hingegen gingen mit gutem Beispiel voran und lehrten ihre Kinder, indem sie etwas vorzeigten, das dann imitiert wurde.

Paulus wählte also bewusst das Sinnbild der Familie, weil die griechischen Christen meist keinen jüdischen Hintergrund hatten. Hätte er ihnen gesagt, sie sollten seinem Beispiel folgen, wie es Jünger bei ihrem Rabbi tun, hätte das einiges an zusätzlicher Erklärung gebraucht. Den Vergleich der Familie verstand man hingegen sofort.

Damals wurden die Kinder bis zum Alter von zwölf Jahren von den Erziehern der erweiterten Familie ausgebildet. Die Eltern engagierten einen Lehrer (mit den Worten von Paulus »Erzieher«), der ihre Kinder, Nichten und Neffen in Lesen, Schreiben und Rechnen ausbildete. So konnten sich die Geschwister und ihre Cousins und Cousinen durch den Lehrer der Familie ein Grundwissen aneignen.

Nach dieser Zeit startete die »Lehre«. Damit wurden die Mütter die Ausbilderinnen ihrer Töchter und gaben all das weiter, was mit dem Management von Haushalt und Beziehungen zu tun hatte. Die Väter bildeten ihre Söhne aus und zeigten ihren Söhnen das Familienhandwerk: Der Sohn eines Fischers lernte zu leben wie ein Fischer, der Sohn eines Zimmermanns lernte zu leben wie ein Zimmermann. Sie ließen sich eins nach dem anderen von ihrem »Lehrmeister« zeigen und wendeten es dann selbst an. Etwa so, wie das die Jünger bei Jesus taten: »Zu seinen Jüngern sagte Jesus dann: ›Ihr könnt euch wirklich glücklich schätzen, dass ihr dies alles seht und erlebt‹« (Lukas 10,23; HFA).

An dieser Stelle möchte ich meinen ehemaligen Jugendleiter und jetzigen Freund Andy erwähnen, der dieses Prinzip konsequent lebt. Andy hat immer einen jungen Mann an seiner Seite, dem er Einblick in sein Leben und seinen Glauben gibt. Damals, kurz nachdem ich mich für Jesus entschieden habe, luden Andy und seine Frau Sophal mich ein, bei ihnen zu wohnen – so konnte ich für einige Monate Teil ihres Familienlebens sein und sie ganz nahe miterleben. Manchmal hat Andy mich mit unbequemen Fragen in meinem Glauben herausgefordert und mir gleichzeitig seinen bedingungslosen Support zugesichert. Immer wieder hat er mir Aufgaben zugetraut, für die ich mich selbst noch nicht bereit fühlte, weil er etwas in mir gesehen hat, was mir selbst noch verborgen war. Andy hat an mich geglaubt, er hat meine Stärken erkannt, mich herausgefordert, meinen Charakter geschliffen und mich so in meinen ersten Schritten als Leiter unterstützt. Gibt es eine Person in deinem Umfeld, die von dir, deinem Glaubensleben und deinen Erfahrungen profitieren könnte?

Einen »echten« Glauben entwickeln

Ich erlebe immer wieder Situationen, in denen ich mich erneut dafür entscheiden muss, Jesus auch in den neuen Umständen zu vertrauen. Diese Zeiten tragen dazu bei, dass meine Entscheidung für Gott immer echter und mein Glaube immer tiefer werden kann. Ich spreche auch von der »zweiten Berufung«.

Wusstest du, dass Petrus zweimal von Jesus berufen wurde? Beim ersten Mal hieß er noch Simon und sein Bruder Andreas nahm ihn voller Begeisterung mit zu Jesus. Dort angekommen, sagte Jesus zu ihm: »Du bist Simon, der Sohn von Johannes. Von jetzt an sollst du Petrus heißen« (Johannes 1,42). Das war die erste Begegnung der beiden und Petrus bekam mit dieser Begrüßung sogleich einen neuen Lebensauftrag. Denn der Name Petrus (*kephas*) ist hebräisch und bedeutet »Fels«. Im Matthäusevangelium wird Jesus in dieser Situation so zitiert: »Ich sage dir: Du bist Petrus. Auf diesen Felsen werde ich meine Gemeinde bauen, und selbst die Macht des Todes wird sie nicht besiegen können« (Matthäus 16,18).

Wow, da brachte Jesus dem Fischerjungen einen großen Vertrauensvorschuss entgegen! Die zweite Berufung fand später statt, nachdem sie bereits einiges zusammen erlebt hatten: Petrus war nicht nur bei den spektakulären Heilungen, den Predigten vor Menschenmengen und dem gemeinsamen Spaziergang übers Wasser bei Jesus, sondern auch bei dessen Verhaftung, Verurteilung und Kreuzigung. Er kannte jetzt neben der Sonnenseite auch die Herausforderungen, die eine Beziehung zum Sohn Gottes mit sich bringen konnte. Als

Jesus nach seiner Auferstehung Zeit mit seinen Jüngern verbrachte, fragte er Simon Petrus: »Liebst du mich?« – »Ja, Herr, du weißt doch, dass ich dich lieb habe«, antwortete der. Da sagte Jesus zu ihm: »Dann hüte meine Schafe!« (Johannes 21,16-17). Diese Frage stellte Jesus dreimal und dreimal gab Petrus dieselbe Antwort.

Indem Jesus dieselbe Frage dreimal stellt, offenbart er Gottes Wertvorstellung: Die Liebe zu Jesus ist das Wichtigste. Denn obwohl Petrus kurz davor noch leugnete, Jesus zu kennen, hält der an seiner Entscheidung fest, auf Petrus zu bauen. Und obwohl Petrus einige Tage zuvor noch einem Hauptmann ein Ohr abschlug, vertraut ihm Jesus die Schlüsselrolle an, das Evangelium gewaltlos zu verkündigen. Bei dieser zweiten Berufung ist es, als würde Jesus fragen: »Petrus, jetzt weißt du, dass es dich alles kosten wird und dass es nicht um dein Reich geht, sondern um meines. Ein Reich, das ohne Gewalt in reiner Liebe errichtet werden soll. Jetzt möchte ich nochmals von dir wissen, ob du dazu bereit bist.«

Es ist Gott wichtig, dass wir die Kosten überschlagen (Lukas 14,27-28), damit wir auch in schwierigen Situationen wie etwa bei chronischer Krankheit bei unserem Ja für ihn bleiben. Und es ist ihm auch wichtig, dass wir nicht an seinen reinen Motiven zweifeln müssen und ihn als einen liebevollen, allmächtigen Vater erleben. Ja, Gott liebt uns so sehr, dass er uns im Leben vorwärtsbringen will. Seine Liebe ist zu groß, als dass er uns am jetzigen Ort stehen lassen würde. Er möchte, dass wir seinen Segen nicht nur vom Hörensagen kennen! Wenn nötig, kann er auch schwierige Situationen in unserem Leben zulassen und sie zu unserem Segen gebrauchen. Die Schriftstellerin Anne Lamott sagte passend dazu: »Ich verstehe das Geheimnis der Gnade nicht – nur, dass sie uns da begegnet, wo wir sind, und uns nicht dort lässt, wo sie uns findet.«[16]

Etwas Entscheidendes, das wir zur Vertiefung unseres Glaubens beitragen können, ist, Gott Raum zu geben, indem wir ihm unser

Vertrauen schenken. Solange wir dies nicht verstehen, laufen wir Gefahr, dass unser Glaube rein kognitiv »funktioniert« und wir uns in menschlichen Versuchen, Gott zu erklären, verlieren. Oder aber dass wir uns ihm misstrauisch verschließen, ihm Vorwürfe machen und uns nach anderen Umständen und äußerer Veränderung sehnen. Es kann unserer Beziehung zu Jesus helfen, wenn wir Gott bewusst die »Erlaubnis« erteilen, dass er uns alles zumuten darf – im Bewusstsein, dass es seinen Plänen entspricht, uns eine gute Zukunft voller Heil und Hoffnung zu geben (Jeremia 29,11b).

Fliegen lernen

Im Alten Testament finden wir eine interessante Illustration, wie Gott sein auserwähltes Volk führt, und zwar auch wieder durch erlebnisbasiertes Lernen. Der Bericht in 5. Mose zeigt uns anhand eines Adlers und seiner Jungen bildhaft auf, dass sich Gottes Fürsorge gerade auch in Herausforderungen zeigt. Das ist gut zu wissen, aber trotzdem unangenehm – oder wer wird schon gerne aus seinem sicheren Nest gescheucht?

> Er ging mit ihnen um wie ein Adler, der seine Jungen fliegen lehrt: Der scheucht sie aus dem Nest, begleitet ihren Flug, und wenn sie fallen, ist er da, er breitet seine Schwingen unter ihnen aus und fängt sie auf.
>
> *5. Mose 32,11*

Der Zusammenhang macht deutlich, dass Gott sein Volk auf diese Weise führte, um es auf seine bevorstehenden Aufgaben und Verantwortlichkeiten vorzubereiten. Obwohl der Text in der Vergangenheit geschrieben ist, glaube ich, dass er einen zeitlosen Charakterzug Gottes widerspiegelt, der sich nicht verändert. Und dass er auch uns gilt, da auch wir Christen Teil von Gottes Volk sind. Aber was kann uns dieses Gleichnis konkret sagen?

Der Autor lässt keine Fragen offen, um wen es sich beim Adler und seinen Jungen handelt: um Gott und sein Volk. Das Ziel der Aktion des Adlers ist auch klar definiert: Er will seinen Jungen in ihrer Entwicklung helfen, er will sie fliegen lehren. Ist das nicht toll?! Gott will seinen Kindern das Fliegen beibringen! Was bedeutet es für dich »zu fliegen«?

Die Methode, wie Gott uns das beibringt (wie er uns »führt«), ist ebenfalls beschrieben. Er scheucht uns aus dem Nest ... Ich würde sagen, dass das Nest in diesem Bild für Heimat, Sicherheit und Schutz, aber auch für enge Grenzen, verhinderte Entwicklung und Monotonie steht. Solange wir gemütlich in diesem Nest hocken und uns von der Adlermutter füttern lassen, werden wir uns vielleicht wohl und gut umsorgt fühlen. Wir werden aber nicht wissen, wie es ist, uns ins Abenteuer zu stürzen, zu fliegen und Gottes Führung außerhalb des sicheren Rahmens zu erleben. Könnte es sein, dass die Adlermutter Krankheit, Schmerz oder Leid zulässt, um dich aus dem Nest zu scheuchen?

Ich glaube, dass Gott viele verschiedene Möglichkeiten hat, um uns fliegen zu lehren. So unterschiedlich wir Menschen sind, so verschieden sind Gottes Mittel. Mit der Einstellung, dass dem, der Gott liebt, alles zu seinem Besten dient (Römer 8,28), versuche ich, meiner Krankheit immer wieder Positives abzugewinnen, und sehe bei mir selbst, wie bereits erwähnt, eine persönliche Entwicklung, die ich mir vor der Erkrankung immer wieder wünschte, aber nie erreichte: Ich wollte ...

ruhiger,
fokussierter,
relevanter,

liebevoller
und bewusster leben.

Mein Nest waren meine Gesundheit, meine Geschwindigkeit und meine Leistungsfähigkeit. Mit dem Chronischen Fatigue-Syndrom scheuchte mich die Adlermutter aus dieser Komfortzone und lehrte mich erfolgreich fliegen! Zu fliegen bedeutet für mich etwas zu tun, das ich mir niemals selber hätte beibringen können. Mein lang ersehnter Lebensstil war für mich, warum auch immer, aus menschlicher Sicht unerreichbar. Doch: »Was menschlich gesehen unmöglich ist, ist bei Gott möglich« (Lukas 18,27).

Meine Frau und ich starteten bereits im zarten Alter von 23 Jahren mit dem Aufbau der Freikirche, die wir heute noch leiten – dieses Projekt wurde zu unserem ersten Baby. Meine initiative Persönlichkeit, meine Energie und der Glaube an einen großen Gott gaben unserem Leben eine hohe Geschwindigkeit. Ich überlegte mir nie, ob ich genügend Kraft oder Zeit hatte, um ein bevorstehendes Projekt anzupacken. Es musste nur genügend Sinn machen und Gottes Sache dienen, dann war ich dabei. Mein Leben war dementsprechend unfokussiert und schnell, was mir besonders an einem bestimmten Tag bewusst wurde:

Wir waren mit anderen Pastoren auf einer Tagung und hörten füreinander im Gebet auf Gott. Das prophetische Bild, das ein befreundeter Pastor für mich erhielt, drückte in Worten aus, was ich schon länger spürte, aber nicht erfassen konnte. Er sah zuerst ein nervöses, unfokussiertes Eichhörnchen, das wild in der Landschaft umherrannte. Später sah er eine Schildkröte, die langsam, aber zielsicher ihres Weges ging. Mir war sofort klar, dass das Eichhörnchen meinen damaligen Lebensstil symbolisierte und die Schildkröte für ein ruhigeres Leben stand. Ich fühlte mich ertappt und hatte zuerst

Mühe, diese Prophetie an mich heranzulassen. Als mir die Vorteile einer Schildkröte bewusst wurden, begann ich mich allerdings nach einem solchen Leben zu sehnen. Ich wollte auch wie eine Schildkröte sein: zielorientiert und stressfrei unterwegs. Außerdem immer gut durch einen dicken Panzer geschützt.

Dieses Bild begleitete mich viele Jahre und ich versuchte immer wieder erfolglos, ein Schildkröten-Leben zu führen. Dann ließ Gott Krankheit zu, was meine körperliche Kraft stark reduzierte und auch meine vielen Möglichkeiten limitierte. Das bedeutete für mich, dass ich ab sofort nur noch die Dinge tun wollte, für die ich mich auch berufen sah. Denn für mehr reichte meine Kraft nicht mehr. Ich konnte mein altes Leben nicht mehr leben, Gott machte es mir unmöglich. Nach einer Zeit der Enttäuschung und inneren Neuorientierung realisierte ich, dass Gott mich fliegen lehren wollte.

Gott versuchte über Jahre hinweg, mich dazu zu bringen, dass ich freiwillig springe – aber ich habe es erst getan, als ich nicht mehr anders konnte, bzw. dann, als mich die Umstände dazu gezwungen haben. Denn sobald wir so weit sind, probiert uns die Adlermutter aus dem Nest zu scheuchen. Und sobald wir den Mut fassen und springen, ist sie immer in der Nähe, um uns aufzufangen, falls es noch nicht ganz klappen sollte. Wir können nie tiefer fallen als in Gottes Hände!

Unser himmlischer Vater, der dich und mich genau kennt, weiß nur zu gut, wo wir Entwicklungspotenzial haben. Er weiß auch, welche Erlebnisse uns dabei helfen können zu erkennen, was wir bis jetzt unter anderen Umständen nie verstanden oder gelernt hätten. So gebraucht Gott die Krankheit gerade in meiner Situation.

Auch Hiob erlebte Gott in Krankheit, Schmerz und Leid, er lernte ihn während schwieriger Lebenszeiten erst richtig kennen. Dies macht seine Antwort an Gott, im letzten Kapitel des Buches

Hiob, eindrücklich deutlich. Dort berichtet er, Gott vor seinen einschneidenden Verlusten nur vom Hörensagen gekannt, ihn jetzt aber mit eigenen Augen gesehen zu haben:

> »Nun weiß ich, dass du alles kannst, kein Vorhaben ist für dich undurchführbar.
> ›Wer ist es, der Gottes weisen Plan ohne Verstand verdunkelt?‹ Ja, ich habe in Unkenntnis über Dinge geurteilt, die zu wunderbar für mich sind, ohne mir darüber im Klaren zu sein.
> Du hast gesagt: ›Hör zu, ich will reden! Ich will dir Fragen stellen, und du sollst sie mir beantworten.‹ Bisher kannte ich dich nur vom Hörensagen, doch jetzt habe ich dich mit eigenen Augen gesehen.
> Darum widerrufe ich, was ich gesagt habe, und bereue in Staub und Asche.«
> *Hiob 42,1-6*

Von Herzen wünsche ich dir Erlebnisse, die deinen Glauben lebendig machen, was auch immer der Alltag bringt. Möge Gott derjenige sein, der dein grenzenloses Vertrauen genießt und sich dir offenbart. Ich hoffe, dass dir auch der Lebensbericht von Anna im nächsten Kapitel dafür Mut macht!

7

Niemand weiß, wie es mir wirklich geht

Die Letzten werden die Ersten sein

> Denn wir sind sicher, dass ihr zwar leiden müsst, aber auch von Gott getröstet werdet.
> *2. Korinther 1,7*

> And though my heart is torn I will praise you in this storm …
> *Aus dem Lied »Praise you in this Storm« von den Casting Crowns*

Oft hören wir Sätze wie »Gott lässt diese Krise zu, damit du danach stärker bist als vorher!«, »Jeder Sturm ist einmal vorbei und jeder Berg hat einen Gipfel!«, »Was dich nicht umbringt, macht dich stark!« oder »Nach dieser Wüsten-Episode kommt das verheißene Land!«

Diese Aussagen mögen für temporäre Krisen, akute Krankheiten und vorübergehende Leiden zutreffend sein. Aber was, wenn es kein »Nachher« gibt und die Krise zunimmt, statt abzunehmen, die Krankheit chronisch wird statt heilt? Oder sich entgegen allen Erwartungen alles sogar noch verschlimmert?

Als ich mich am Tiefpunkt des Lebens fühlte, dort, wo es nicht mehr schlimmer werden konnte und die Verzweiflung ihren Höhepunkt erreicht hatte, motivierte ich mich mit: »Jetzt kann es eigentlich nur noch besser werden!« Aber wie gehen wir Christen damit um, wenn es nicht besser wird? Wie kann ein Mensch noch mehr Leid ertragen, wenn er schon unter seiner momentanen Last zu zerbrechen droht? Was könnte einer derart leidenden Person wirklich helfen?

Aus eigener Erfahrung weiß ich, dass (noch so gut gemeinte) Ratschläge oder theologische Herleitungen meistens am Ziel vorbeischießen und sogar eher entmutigend wirken. Oft sprechen die Leben anderer deutlicher und eindrücklicher zu uns als alles andere. Bei mir zumindest ist das so! Wenn ich leidende Menschen treffe, die trotz ihrer Krankheit glücklich sind, einen tiefen Frieden ausstrahlen und Gott lieben, ermutigt mich das sehr. Darum widme ich dieses Kapitel Menschen, die keine gesundheitlichen Fortschritte erleben und trotzdem an Jesus festhalten.

Während des ersten Corona-Lockdowns im Frühling 2020 ging es mir sehr schlecht. Ich war so schwach, dass ich über Wochen kaum aufstehen konnte. Meine Glieder waren schwer wie Blei, ich fühlte mich stark verkatert und hatte quälende Gliederschmerzen. Wenn ich es fertigbrachte, zu duschen und einen Telefonanruf zu tätigen oder eine E-Mail zu beantworten, war das ein erfolgreicher Tag! In diesem dunklen Tal gab mir ein junger Mann Hoffnung. Einer, der weiß, was es bedeutet, zu leiden und mit der Perspektive zu leben, dass es statt besser eher nur noch schlimmer wird.

Samuel Koch

Samuel Koch studierte Schauspiel und bekam von der Sendung *Wetten, dass…?* das Angebot, einen Salto über ihm entgegenfahrende Autos zu machen, mit speziellen Sprungstiefeln an den Füßen. Als versierter Kunstturner hatte er dieses Kunststück schon Tausende Male gemacht. Doch an diesem 4. Dezember 2010 verunfallte er in Düsseldorf vor laufender Kamera und brach sich vor einem Millionenpublikum viermal das Genick. Seither ist er vom Hals abwärts gelähmt, sitzt in einem elektrischen Rollstuhl und ist auf fremde Hilfe angewiesen. Als Kunstturner, Akrobat und Schauspieler war sein Körper sein Kapital. Seine Zukunft schien in einem Augenblick zerstört ... Doch statt hoffnungslos ist Samuel heute ein Hoffnungsspender: Trotz seiner Umstände liebt er Gott, wurde Buchautor und gründete den Verein *Samuel Koch und Freunde e. V.*, der Helfer von Menschen mit Behinderungen unterstützt.

Während des erwähnten Lockdowns äußerte Samuel sich in einer Predigt im ICF Zürich zu seiner Situation. Ich sah sie auf YouTube. Seine Worte trafen mich tief und ich schreibe sie darum hier auf:

> Und jetzt möchte ich ein klein bisschen was erzählen, was mir etwas schwerfällt, weil ich sowieso nicht gerne Menschen mag, die viel klagen, ohne zu leiden. Und ich habe nicht viel davon in der Öffentlichkeit erzählt und sage das jetzt nur im Vertrauen: Auch meine aktuelle Situation ist manchmal ganz schön, entschuldigt, »beschissen«. Die Corona-Situation führt dazu, dass meine Existenzgrundlage wie Veranstaltungen, Vorstellungen weggebrochen sind, ich gar nicht weiß, wie das nächste halbe Jahr aussehen kann. Ein Arzt von mir hat gesagt, wenn die Entzündung am Fuß sich weiterhin so entwickelt, muss man den Fuß abnehmen. Mein Pflegestand ist sehr unsicher und ich könnte noch viele eklige weitere Dinge erzählen, aber fühle mich damit auch nicht so wohl. Was ich aber überraschend feststellen will, dass in all diesem ekligen Kram ich ganz gut drauf bin. Und irgendwie mental voll fit! Und mich auf den morgigen Tag freue und gespannt bin und mir die Vögel draußen anschaue jetzt bei dem Frühlingswetter und sie sehe und denke: »Ja, sie säen nichts, sie ernten nicht und Gott versorgt sie doch.« Und ich vertraue darauf und weiß auch, weil ich es schon erfahren durfte, dass denen, die Gott lieben, alle Dinge zum Besten dienen werden.[17]

Samuel sprach mir direkt ins Herz! Bis dahin rechnete ich damit, dass sich mein Zustand bald bessern würde, eben gemäß gut gemeinten Aussagen wie eingangs erwähnt. In diesem Video hörte ich zum ersten Mal einen überzeugten Christen sagen, dass es sein kann, dass sich seine Situation noch verschlechtert und er vielleicht seinen Fuß amputieren lassen muss. Er äußerte dies in einer selbstverständlichen, versöhnten und zuversichtlichen Art, die mich inspirierte! Diese »Begegnung« mit Samuel Koch veränderte mich, weil er mich ermutigte, loszulassen und auf Gott zu vertrauen – egal wie es mit meinem Körper weitergeht. Samuels Leben zeigt mir, dass ich trotz Krankheit und Leiden glücklich sein kann und ich meine Hoffnung nicht alleine auf Heilung setzen soll. In seinen leuchtenden Augen spiegelte sich Gottes Geist, der sichtbar in ihm wohnt.

In 2. Korinther 4,16 steht: »Deshalb geben wir nie auf. Unser Körper mag sterben, doch unser Geist (griech. unser innerer Mensch) wird jeden Tag erneuert.« Paulus sagt in diesem Zitat, dass er und seine Mitstreiter trotz großer Entbehrungen und körperlicher Schwäche nie aufgeben werden. Was geben sie nicht auf? Ihre Hoffnung auf die ewige Heimat und ihre Mission, diese Hoffnung zu verbreiten! Die Hoffnung auf ein bequemes Leben oder weniger Probleme wird nicht erwähnt.

In dieser Hinsicht habe ich eine neue Perspektive entwickelt. Während ich zu Beginn meiner Erkrankung den großen Teil meiner Kraft und Aufmerksamkeit einer raschen Heilung widmete, setze ich heute mehr Energie für meine Freundschaft mit Gott ein und dafür, seinen Segen zu erkennen und weiterzugeben (so gut es halt geht). Mit dieser Einstellung erwarte ich zwar weiterhin ein Heilungswunder, beschränke meinen Horizont aber nicht nur darauf – im Sinne von: »Erst wenn Gott mich heilt, werde ich wieder aufleben!« Heilung ist somit nicht der Hauptfokus, sondern spielt auf einem Nebenschauplatz. Indem ich meine Hoffnung zuerst auf die Beziehung zu Gott setze, werde ich wieder und wieder aufs Neue ermutigt, weil er meinen »inneren Menschen« (also meinen Geist) täglich erneuert. Die Tatsache, dass es mir körperlich nicht gut geht, besteht einfach; es ist, wie es ist. Davon will ich mich nicht länger entmutigen lassen. Im Gegenteil will ich mich regelmäßig an Gottes Gnade erinnern und meinen inneren, unsichtbaren Menschen von ihm erbauen lassen. »Denn das Sichtbare vergeht, doch das Unsichtbare bleibt ewig« (2. Korinther 4,18).

»Ich sehe dich«

Jeder Mensch erlebt während seiner Lebensspanne verschiedene Phasen, darunter auch sogenannte »Wüstenzeiten«. Diese stehen im Volksmund für kürzere, längere oder andauernde Abschnitte, die geprägt sind von Mangel, Leiden, Krankheit oder Ähnlichem. Niemand schreibt Wüstenzeiten auf seine »Bucket-List«[18]. Wir alle würden sie meiden, könnten wir wählen. Aber nicht nur unsere Erfahrung, sondern auch die 40 Jahre, die das Volk Israel in der Wüste verbrachte, zeigen, dass niemand vor solchen Zeiten verschont bleibt. Gott verspricht nicht, dass wir keine derartigen Wüstenzeiten erleben werden. Aber er sichert uns zu, dass er uns zur Seite stehen, uns begleiten wird!

> Du aber hast sie in deiner großen Barmherzigkeit nicht in der Wüste verlassen. Die Wolkensäule wich nicht von ihnen, die sie am Tag auf dem Weg geleitete, noch die Feuersäule in der Nacht, die ihnen den Weg erleuchtete, auf dem sie gehen sollten.
> *Nehemia 9,19*

Gott ist bei dir, auch in der Wüste! Dies bewusst zu erleben, ist wohltuend, und ich möchte folgendes Erlebnis mit dir teilen, das ich am 14. Juli 2022 in mein Tagebuch geschrieben habe:

> Mein Nacken schmerzt, meine Arme verspannen sich, alles tut weh. Wir haben Ferien, eigentlich sollte ich entspannt sein. Gestern machten wir eine kleine Wanderung in der Rheinschlucht, dem »Grand Canyon« der Schweiz. Ist das jetzt die Rechnung für die körperliche Anstrengung gestern? Ich lege mich hin, mit dem Rücken zum Fenster, es ist bewölkt, auch ich fühle mich bedrückt. Es ist einer der Momente, in denen mir meine Krankheit präsent ist, ich sie nicht ignorieren kann. Die Schmerzen plagen mich, ich bin genervt und frage Gott wieder mal »Warum?!« … Ich erwarte keine Antwort, versuche mich mit Bibelversen zu trösten – fühle mich alleine. Da spüre ich wärmende Sonnenstrahlen auf meinem schmerzenden Rücken. Es fühlt sich an wie die tröstende, warme Hand Gottes, die sich sanft auf mich legt. Das tut mir gut! Ich merke, dass Gott mich sieht, er ist hier. Er kennt meine Situation wie kein anderer – er kann mitfühlen. Er leidet mit mir!

Gott zeigt uns immer wieder auf die eine oder andere Art, dass er uns sieht. Hagar erlebte das auch und gab Gott gleich den passenden Namen: »Da nannte Hagar den HERRN, der zu ihr gesprochen hatte, El-Roï. Denn sie sagte: ›Ich habe den gesehen, der mich sieht!‹« (1. Mose 16,13).

Sie war eine Sklavin Sarais, der Frau Abrams. Da Sarai ungeduldig wurde und ihre Wüstenzeit der Kinderlosigkeit abkürzen wollte, sagte sie ihrem Mann, er solle Hagar als Nebenfrau nehmen, damit diese ihrer Herrin ein Kind gebären konnte. Hagar wurde schwanger, aber auch rebellisch gegen ihre Herrin Sarai, worauf diese begann, ihre Untergebene hart zu behandeln. Hagar wiederum ließ sich diesen Umgang nicht bieten und flüchtete mit ihrem

Sohn in die Wüste, wo sie die oben erwähnte Begegnung mit dem »Engel des Herrn« hatte. Aufgrund dieser Begegnung gab Hagar Gott den Namen »Du bist ein Gott, der mich sieht« (LUT).

Gott sieht dich …

- … wie du bist, nicht wie du sein solltest.
- … in deiner wahrhaften Situation, völlig ungeschminkt.
- … in deiner Schwachheit.
- … in deinem Schmerz.
- … in deiner Krankheit.
- … und deine Frustration.

Gott sieht dich. Gott fühlt mit dir: »Dieser Hohe Priester (Jesus) versteht unsere Schwächen, weil ihm dieselben Versuchungen begegnet sind wie uns, doch er wurde nicht schuldig« (Hebräer 4,15).

Dass Gott dich sieht, bedeutet, dass er dir nahe ist, dich ernst nimmt und dich versteht. Jesus ist einfühlsam. Er weiß, was es heißt, da zu sein, wo du jetzt bist! Diese Wahrheit ist befreiend. Gleichzeitig ist die harte Realität, dass kein Mensch jemals zu 100 Prozent nachfühlen können wird, wie es dir geht, oder sich komplett in deine Situation hineinversetzen können wird. Unter Menschen wirst du dich ab einem gewissen Punkt immer allein (gelassen) fühlen. Aber Jesus ist anders. Jesus versteht alle deine Schwächen. Auch wenn niemand weiß, wie es dir wirklich geht, Gott weiß es!

Anna

Die Hoffnung auf Besserung zerschlug sich alle paar Monate wieder von Neuem – und alles wurde noch schlimmer. Doch trotz der ständigen Enttäuschungen und einer unglaublichen Leidensgeschichte kann Anna noch herzhaft lachen. Trotz eines jungen Lebens, das aus gesundheitlicher Sicht von Sackgasse zu Sackgasse verläuft, hält sie an Jesus fest. Auch jetzt, während ich das schreibe, ist Anna krank: auf den Rollstuhl angewiesen, gezeichnet von ihrer rheumatischen Grunderkrankung, seit Kurzem hat sie eine Blutvergiftung, ständig unmenschliche Schmerzen. Das ist seit Jahren Annas Alltag.

Ich werde hier offensichtlich keine großartige Heilungsgeschichte erzählen. Dafür wirst du einen hoffnungsvollen Bericht einer jungen, leidenden Frau lesen, die gelernt hat, mit Krankheit und Leid umzugehen, dabei nicht verbittert ist und uns allen somit eine wertvolle Inspiration sein kann.

Als ich sie im Herbst 2021 in einer Klinik besuchte, ging ich ermutigt und erfüllt nach Hause, denn Anna ist trotz allem hoffnungsvoll und strahlt Freude aus. »Ich bin dankbar für alles, was noch möglich ist« ist eine typische Aussage dieser starken jungen Frau. Doch das war nicht immer so, sagt mir Anna offen. Zeiten voller Zweifel, innerem Schmerz, Einsamkeit und Unverständnis Gott gegenüber sind genauso Teil ihrer Geschichte. Sie wünscht sich, dass ihr ehrlicher Blick auf das eigene Leben anderen Menschen Hoffnung und Perspektive vermitteln kann.

Ich kenne Anna schon einige Jahre. Früh bekam ich mit, dass sie unter ihrer Krankheit leidet, immer wieder kam sie mit Krücken oder im Rollstuhl zum Gottesdienst, immer wieder beteten wir für sie. Dann sah ich sie an den Sonntagen immer seltener, bis sie gar nicht mehr anwesend sein konnte. Damals war ich noch voll in meinem selbst gemachten, christlichen Leistungsstress und hatte keine Zeit für Anna. So habe ich immer seltener an diese junge Frau gedacht, die sich nichts mehr wünscht, als sonntags im Gottesdienst die Gemeinschaft zu genießen und Gott zu begegnen.

Kürzlich rief mich völlig unerwartet ihre Mutter an mit der Bitte um ein Treffen, um Annas Beerdigung zu planen – es stehe gar nicht gut um sie. Gott sei Dank hat Anna schon vieles überlebt! So auch ihre letzte Blutvergiftung. Doch wie wird es dieses Mal enden? Wird ihr Körper genügend Kraft haben, um die Erkrankung und die bevorstehenden Eingriffe zu überstehen? Wir wissen es nicht – aber wir wissen eines: Anna liebt das Leben! Ich bin Anna sehr dankbar, dass sie trotz Schmerzen und Schwäche meiner Einladung gefolgt ist und hier ihre Geschichte erzählt:

Hallo miteinander! Gerne würde ich hier eine wundervolle Heilungsgeschichte erzählen, wie sie unbestritten auch immer wieder vorkommt. Wenn die Heilung allerdings nicht bald eintritt, reagieren viele entmutigt und wütend. Dies kann sich auf emotionaler, aber auch körperlicher und geistlicher Ebene zeigen. Mittlerweile habe ich meinen Weg mit Gott gefunden, um mit einer rheumatischen Erkrankung zu leben, welche nicht heilbar ist. Sie hat mir schlussendlich andere Sichtweisen des Lebens aufgezeigt, was ich als großen Schatz empfinde.

Die Bibel spricht über das Thema Schmerz und auch Reto hat diesem Thema ein ganzes Kapitel gewidmet. Mir wurde bewusst, dass Schmerzen eine Gelegenheit sein können, Gottes Gnade zu erfahren. Paulus sagte dazu: »Und er (Gott) hat zu mir gesagt: Lass dir an meiner Gnade genügen; denn meine Kraft vollendet sich in der Schwachheit« (2. Korinther 12,9; LUT).

Seit meinem 15. Lebensjahr leide ich ständig unter unerträglichen Gelenkschmerzen. Ich hatte eine sehr lange Ärzte-Odyssee hinter mir, bis schlussendlich im Alter von 27 Jahren die rheumatische Erkrankung richtig diagnostiziert werden konnte. Damals erhielt ich viele Ratschläge von meinen Therapeuten, Freunden und Bekannten, wie ich die Situation mit Naturheilverfahren verbessern oder gar beschwerdefrei werden könnte. Dies veranlasste mich dazu, verschiedene alternative Produkte in Absprache mit einem Arzt auszuprobieren.

Sämtliche Naturheilverfahren blieben aber leider ohne die gewünschte Wirkung und ich hatte zunehmende Schmerzen.
Da meine Gelenke schon damals so stark abgenutzt waren, musste ich mich diversen Operationen unterziehen und künstliche Gelenke einsetzen sowie Versteifungen machen lassen. Dies auch an der Wirbelsäule, da diese ebenso stark betroffen ist. Die Erkrankung ist menschlich gesehen unheilbar, da sie zu den Autoimmunerkrankungen gehört. Den Verlauf kann man also nicht aufhalten, aber mit immunsupprimierenden Medikamenten verlangsamen. Wie es der Name schon erahnen lässt, wirken immunsupprimierende Medikamente auf das Immunsystem und fahren dieses in gewisser Weise so herunter, dass die Entzündungen in den Gelenken weniger stark sind.
Durch die Erkrankung und die ständigen Schmerzen verschlechterte sich meine Gehfähigkeit so stark, dass ich heute nur noch kurze Strecken mit Unterstützung von Hilfsmitteln gehen kann und sonst auf einen Rollstuhl angewiesen bin. Große Mühe hatte ich damit, dass die Lähmung im linken Bein nicht mehr abheilte und ich aufgrund dessen eine inkomplette Paraplegie entwickelte. Dieser Zustand verschlechterte meine Gehfähigkeit noch einmal massiv. Da ich ein sehr naturverbundener Mensch bin, war dies für mich anfangs echt schwierig zu akzeptieren. Hier zeigte mir Gott andere Wege auf. So habe ich zum Beispiel meine Fähigkeiten und meine Leidenschaft für meinen Beruf der Architektur und Kunst weiterentwickelt. Ich erlebte immer mehr, von Gott geliebt und trotz der Erkrankung geheilt zu sein. Genau dieses Gefühl möchte ich auch meinen Mitmenschen mit auf ihren Weg geben.
Ich möchte hier nichts beschönigen. Lange genug habe ich Gott angeklagt, war wütend und frustriert über der Frage, weshalb ich nicht einfach ein »normales« Leben leben darf. Doch was ist schon »normal«? Hat denn nicht jeder seinen Rucksack zu tragen, auch die Gesunden? Jeder halt auf seine eigene Art und Weise.
Ich erlebte einen Wendepunkt, als eine gute Kollegin, die auch unter einer unheilbaren Krankheit leidet, zu mir sagte: »Anna! Weshalb bist du frustriert und

wütend wegen der Dinge, die nicht mehr ›gehen‹? Freue dich doch über alles, was noch geht und was du noch unternehmen kannst!« Diese Aussage war wie eine Ohrfeige für mich. Aber sie war auch ein Augenöffner: Wie hatte ich dies nicht sehen können …? Stattdessen hatte ich Gott die ganze Zeit über angeklagt. Wenn ich so darüber nachdenke, konnte ich damals viele schöne Erlebnisse nicht bewusst wahrnehmen, da ich so frustriert über meine Situation war. Gott hatte trotz meiner Erkrankung so viele unendlich schöne Dinge für mich bereit, nur habe ich diese einfach komplett ausgeblendet. Zum Beispiel den Anblick einer schönen Blume, eine liebevolle Nachricht von einem Kollegen, einer Kollegin oder meine Familie, wo ich zur Ruhe kommen darf.

Meine Aufgabe sehe ich seither darin, vor Gott demütig und dankbar für all das zu werden, was ich hier in diesem Leben habe. Meine liebe Familie, welche mich immer unterstützt, wundervolle Freunde, die mir zur Seite stehen, eine großartige Gemeinde, in der wir füreinander beten. Ist das nicht bereits genug, um Gott dankbar zu sein? Für mich war diese Erkenntnis heilsam! Sie ließ mein Herz Stück für Stück gesunden und ich bekam dadurch schlussendlich eine innere Ruhe und Frieden. Zu wissen, dass Gott es in jeder Situation gut mit mir meint und seine Pläne darum viel größer sind als meine Wünsche, lässt mich demütig vor ihm werden. Dieser besondere Bibelspruch begleitet mich diesbezüglich durch mein Leben:

»›Meine Gedanken sind nicht eure Gedanken‹, sagt der HERR, ›und meine Wege sind nicht eure Wege. Denn so viel der Himmel höher ist als die Erde, so viel höher stehen meine Wege über euren Wegen und meine Gedanken über euren Gedanken‹« (Jesaja 55,8-9).

Mir hilft es, dies in Erinnerung zu halten: Wenn etwas nicht gleich so wird, wie ich es mir vorgestellt habe, heißt dies nur, dass Gottes Plan ein anderer ist. Wie die Bibelstelle oben erklärt, sind Gottes Pläne unvorstellbar für uns. Darum habe ich mir vorgenommen, mich einfach vertrauensvoll auf das Leben einzulassen, welches Gott mir gibt.

Dieses Vertrauen auf Gott wird bei mir jedoch immer wieder auf die Probe gestellt, zum Beispiel als ich im Jahr 2019 die erste Blutvergiftung erlitt. Mittlerweile habe ich schon fünf Blutvergiftungen hinter mir. Ist es nicht ein Wunder, dass ich trotzdem noch hier sein darf ...? Wenn man bedenkt, dass die Blutvergiftung in Deutschland zur dritthäufigsten Todesursache zählt, werte ich mein Leben deutlich als Wunder Gottes.

Aufgrund der Blutvergiftungen waren im Sommer dieses Jahres noch einmal sehr große Eingriffe an der Wirbelsäule notwendig. Denn die verursachenden Bakterien hatten sich auch auf den Prothesen zur Versteifung der Wirbelsäule angesiedelt und mussten deshalb ausgewechselt werden.

Es war für mich nicht immer klar, dass ich weiterkämpfen wollte, denn mein Körper war müde und am Limit. Zusätzlich ist die Behandlung einer Blutvergiftung in meinem Zustand kräfteraubend und bei ausbleibendem Erfolg auch sehr frustrierend. Die Einsicht, dass ich auf all meinen Wegen jedoch nie allein unterwegs bin, weil Gott immer bei mir ist, ließ mich auf eine gute Wendung hoffen. Diese traf ein, als ich endlich eine Rehabilitation im Schweizer Paraplegikerzentrum genehmigt bekam. Die Therapien waren intensiv, aber trotzdem konnte ich körperlich und auch geistig davon profitieren. Mit der Zeit hatte ich jedoch wieder das Gefühl, dass etwas mit meinem Körper nicht in Ordnung war. Ich war schlapp und fühlte mich immer mehr, als ob ich eine Grippe bekommen würde. Mein Körpergefühl täuschte mich nicht, denn schlussendlich hatte ich wieder eine Blutvergiftung, nun die fünfte, wie oben erwähnt.

Im ersten Moment warf mich das völlig aus der Bahn. Obschon diese Situation wieder eine Vertrauensfrage war, war meine Ausgangslage in Bezug auf Gott eine völlig andere. Denn meine Beziehung zu ihm war nun in einem anderen, in einem besseren Zustand. Da eine Blutvergiftung mit höllischen Schmerzen und starkem Fieber verbunden ist, hatte ich nach dem letzten Mal, das erst zwei Monate vorher gewesen war, meiner Familie gegenüber klar kommuniziert, dass ich solch eine Therapie nicht noch einmal durchmachen möchte. Ich wollte die Situation somit ganz Gott überlassen. Meine Ansicht war, dass ich, wenn es Gottes Wille war, zu ihm nach Hause kommen würde, wo ich dann sowieso geheilt wäre. Und wenn es Gottes Wille war, dass ich weiterlebte, dann würde ich sicherlich zum rechten Zeitpunkt den entsprechenden Hinweis von ihm erhalten.

Dieser kam, als ich schlussendlich mit über 40 Grad Fieber im Bett lag und Gott fragte, ob dies denn nun alles von meinem Leben gewesen sei. Gott antwortete mir in Form eines sehr starken inneren Friedens und einer Ruhe, die mir die notwendige innere Kraft gaben, einer weiteren Therapie eine Chance zu geben. Ein Problem ist allerdings, dass mein Körper nur noch auf ein Antibiotikum reagiert. Und es ist ungewiss, ob sich die verursachenden Bakterien wieder auf den Implantaten angesiedelt haben. Ganz ausschließen lässt sich das nie. Dies würde bedeuten, dass es nur eine Frage der Zeit ist, bis die Bakterien wieder in die Blutbahn gelangen und eine erneute Blutvergiftung auslösen. Wäre dies der Fall, müsste ich wieder eine große Revisionsoperation in Betracht ziehen, um die Implantate auszuwechseln.

Vielleicht denken jetzt einige: »Wenn diese Option besteht, dann sollte man auf jeden Fall operieren, um Gewissheit zu haben!« Doch muss das immer sein? Natürlich möchte ich über meine Situationen gerne bestimmen, doch schlussendlich hat nur Gott die Kontrolle über mein Leben. Er allein ist es, der meinen Weg kennt, ob es gut wird und ich gesund werde oder ob mein Weg bald zu Ende geht. Ist es nicht auch heilsam zu wissen, dass man trotz Erkrankung am Ende des Weges sowieso geheilt sein wird? Ich empfinde es als großes Privileg zu wissen, dass ich am Ende durch Gott geheilt werden darf. Ein gesellschaftliches Problem sehe ich nicht in der Angst vor dem Tod, sondern in der Unsicherheit, wie der Weg bis zum Tod aussehen wird. Auch hier kann ich loslassen und meine Situation in Gottes Hände legen und ihm vertrauen. »Denn Christus ist mein Leben, aber noch besser wäre es, zu sterben und bei ihm zu sein« (Philipper 1,21).

Ja, ich liebe das Leben, mit all seinen Höhen und Tiefen. Denn durch all meine Erfahrungen, die ich durch meine Erkrankung machen durfte, sind mein Vertrauen und meine Dankbarkeit gegenüber Gott stets größer geworden. Mein Gewinn ist es, mein Leben vollkommen in seine Hände zu geben und zu wissen, dass ich geliebt bin. Wie gesagt, ist in meinem Fall bei jeder erneuten Blutvergiftung unsicher, ob überhaupt noch ein Antibiotikum wirkt. Ich habe gerade durch solche Situationen gelernt, Gott zu vertrauen, auch wenn es äußerst schwierig

ist. Somit lege ich alles behutsam in Gottes Hände und vertraue darauf, dass er weiß, was er für Pläne mit meinem Leben hat.
Nach fünf Blutvergiftungen und gut 25 Operationen habe ich zwar immer noch Schmerzen und bin schwach. Trotzdem bin ich dankbar, zu Hause zu sein und diesen Text schreiben zu können. Ich genieße jeden Tag mit meiner Familie. Das gemeinsame Essen. Wenn ich morgens aufstehen darf. Ich habe gelernt, mich über Kleinigkeiten zu freuen, zum Beispiel, wenn ich selbst duschen oder mich ohne fremde Hilfe ankleiden kann. Oder wenn ich einen Tag habe, an dem die Schmerzen erträglicher sind, wenn ich einen Kaffee trinken kann oder den Anblick von schönen Blumen genießen darf.
Diese Kleinigkeiten gehen in unserem Alltag oft unter, da sie für uns so selbstverständlich sind. Erst wenn man sieht, dass sie es überhaupt nicht sind, können wir Gott gegenüber dankbar und demütig werden.
»Seid immer fröhlich. Hört nicht auf zu beten. Was immer auch geschieht, seid dankbar, denn das ist Gottes Wille für euch, die ihr Christus Jesus gehört« (1. Thessalonicher 5,16-18).
Diesen Bibelvers möchte ich dir besonders ans Herz legen. Es lohnt sich, Gott zu vertrauen und an Gott »dranzubleiben«, denn wir werden jeden Tag aufs Neue mit Gottes Güte und Liebe beschenkt.
Alles Liebe, Anna

Anna lebt in der Gewissheit, dass Gott sie sieht.

Wir alle haben das tiefe Bedürfnis, von Gott und unseren Mitmenschen wahrgenommen zu werden. Sich für andere wie Luft zu fühlen, kann unglaublich schmerzhaft sein. Wir wollen gesehen werden. Auch wenn niemand ganz nachfühlen kann, wie es uns geht, wünschen wir uns doch zu spüren, dass es unser Gegenüber wenigstens versucht. Bemüht man sich, einander auf Augenhöhe zu begegnen, entsteht Nähe, wir fühlen uns gesehen und würdig.

Auch hier erlebe ich, wie Gott in meiner Schwachheit stark ist: Seit ich selbst durch Krankheit und Schmerzen gehe, kann ich andere leidende Menschen viel besser verstehen. Wir haben ähnliche Herausforderungen, wir wissen, wie es ist, im Schmerz allein zu sein. Gott hat mich die letzten Jahre durch mein Leiden sanftmütiger gemacht! Oft fühle ich mich von kranken Menschen deshalb besser verstanden als von Gesunden. Zuvor hatte ich ein eher bescheidenes Einfühlungsvermögen, was mir in der Beziehung mit Bernadette klar wurde.

Bernadette

Sie war eine ältere Frau unserer Kirche, meine erste Erinnerung an sie bringt mich noch heute zum Schmunzeln: Bernadette saß in einem der bequemen Kinostühle unseres Saals, ihren Kopf weit nach hinten gelehnt, sie schlummerte tief und fest. Als sie zu schnarchen begann, wurde mir die Sache zu bunt, ich unterbrach meine Predigt und forderte ihren Sitznachbarn dazu auf, der schlafenden alten Dame einen sanften Ellenbogenhieb in die Rippen zu geben. Das löste einige Erheiterung aus.

Nach dem Gottesdienst sprach ich sie darauf an und sie gewährte mir einen kurzen, erschütternden Blick in ihren einsamen und strengen Alltag. Sie war krank, seelisch tief verletzt und bedürftig. Das überforderte mich, und weil ich nicht wusste, wie ich mit ihr umgehen sollte, mied ich sie. »Gott sei Dank gibt es Leute in unserer Kirche, die sich um sie kümmern!« war meine Ausrede, mich nicht mit ihr auseinandersetzen zu müssen. Eines Tages suchte sie dann aber den Kontakt zu mir – da war ich schon krank:

> Ich spüre, wie mich ihre Situation belastet. Ich möchte »zumachen«, Distanz halten. Gleichzeitig spüre ich eine Veränderung in meinem Herzen: Gott macht mich weicher, einfühlsamer, liebevoller. Ich fasste den Mut, mit Bernadette zu

> telefonieren. Entgegen meiner Erwartung hat sie sich relativ kurz gefasst und nicht viel Unwichtiges erzählt. Wir haben wieder telefoniert und meine Sicht auf sie hat sich mehr und mehr verändert, ich begann sie immer mehr zu schätzen. Und jetzt habe ich sie sogar auf einen Besuch zu uns nach Hause eingeladen – nicht aus Pflichtgefühl, sondern von Herzen! Dies ist ein Wunder. Gott hat das bewirkt, ich musste ihm lediglich den Raum dafür geben.
>
> *Aus meinem Tagebuch, 20. Juni 2020*

Ein Jahr und einen Tag nach diesem Eintrag ist Bernadette schnell und unerwartet im Alter von 63 Jahren gestorben. Ich bin dankbar, dass ich sie vermisse und mich auf ein Wiedersehen mit ihr in Gottes ewigem Reich freuen kann! Die Freundschaft zu Bernadette wäre ohne meine Krankheit nicht möglich geworden. Gott wirkt in mir, er macht mich einfühlsamer. Und er öffnet so meinen Horizont für Erlebnisse und Begegnungen mit Menschen, die ich vor einigen Jahren noch gemieden hätte.

> Doch viele, die jetzt wichtig zu sein scheinen, werden dann die Geringsten sein, und die, die hier ganz unbedeutend sind, werden dort die Wichtigsten sein.
>
> *Markus 10,31*[19]

Durch meine innere Veränderung gewannen Beziehungen zu den unterschiedlichsten Menschen an Relevanz und Tiefe. Im nächsten Kapitel berichte ich über die Entdeckungen, die ich diesbezüglich gemacht habe, und wie kranke und gesunde Menschen gegenseitig voneinander profitieren können.

8

Ich bin Teil einer heilenden Gemeinschaft

»Du tust mir gut.«

Jesus sagt: »Geht so mit anderen um, wie die anderen mit euch umgehen sollen. In diesem Satz sind das Gesetz und die Propheten zusammengefasst.«
Matthäus 7,12

Es ist wichtig, sich um seinen Körper zu kümmern, aber sich um seine Beziehungen zu kümmern, ist auch eine Form der Selbstfürsorge. Das, denke ich, ist die Offenbarung.
Robert Waldinger, Professor für Psychiatrie an der Harvard Medical School[20]

Schmerz und Krankheit haben das Potenzial, uns in die Einsamkeit zu treiben. Zum Teil ertrage ich keine Menschen um mich, weil einfach alles wehtut. Oder weil mir Tageslicht so unangenehm ist und ich einen dunklen Raum brauche. Oder weil mir alles zu laut ist. Oder weil ich einfach gerade mit allem und mit mir selbst überfordert bin … Diese Momente sind nicht einfach – weder für mich noch für mein Umfeld!

Dass Gemeinschaft und körperliches Wohlbefinden so eng zusammengehören, macht die Sache leider etwas kompliziert. Beziehungen beeinflussen unsere Gesundheit und natürlich beeinflusst auch die Gesundheit unsere Beziehungen. Wenn wir kraftvoll unterwegs sind, haben wir mehr Möglichkeiten in Bezug auf Beziehungspflege. Sind wir körperlich eingeschränkt, haben wir entsprechend weniger Optionen: Wir sind weniger mobil, unser Radius ist infolgedessen kleiner und oft reicht unsere Kraft nicht für den Weg, um einen Freund zu besuchen. Trotzdem ist die Tatsache, dass Beziehungen unsere Gesundheit beeinflussen, auch für schwache und leidende Menschen wichtig! Selbst wenn einige davon nur virtuell oder übers Telefon stattfinden.

Allein ist nicht gleich einsam

Es ist mir an dieser Stelle wichtig, zwischen Einsamkeit und Alleinsein zu unterscheiden. Manchmal sehnen wir uns danach, alleine zu sein, aber kein Mensch sehnt sich nach Einsamkeit. Während Alleinsein ein Zustand ist, haben wir es bei Einsamkeit mit einem Gefühl zu tun. Allein sein kann man, indem man sich zurückzieht, das Handy ausschaltet oder für einige Tage allein wegfährt. Einsamkeit ist ein Gefühl, das einen ständig begleiten kann. Es ist möglich, sich einsam zu fühlen, wenn man allein zu Hause ist, aber auch, wenn man einen Gottesdienst besucht, an einer Kleingruppe teilnimmt oder mit Freunden etwas unternimmt. Es ist also möglich, sich in Gemeinschaft einsam zu fühlen. Es ist auch möglich, allein, aber nicht einsam zu sein!

> Einsamkeit bezeichnet die negative Empfindung, von anderen Menschen getrennt zu sein, wobei dieses subjektive Gefühl nicht zwangsläufig mit physischem Alleinsein und tatsächlicher sozialer Isolation zusammenhängen muss.[21]

Wie wichtig ein gutes Beziehungsnetz ist, stellten amerikanische Forscher der Harvard-Universität fest: Im Jahr 1938 starteten sie eine Langzeitstudie[22], um herauszufinden, welche Faktoren die Gesundheit am meisten beeinflussen. Sie waren durch das klare Ergebnis überrascht: »Wenn wir alle vierundachtzig Jahre der Harvard-Studie nehmen und sie zu einem einzigen Lebensprinzip zusammenfassen, wäre dieses: Gute Beziehungen machen uns gesünder und glücklicher«, halten die Studienleiter Robert Waldinger und Marc Schulz in ihrem Buch *The Good Life* fest.

Nichts beeinflusst unsere Gesundheit und unser Wohlbefinden also mehr als unsere Beziehungen! Diese machen laut Studie sogar mehr aus als unsere Gene oder der IQ. So sagt Robert Waldinger: »Das überraschende Ergebnis ist, dass unsere Beziehungen und wie glücklich wir in unseren Beziehungen sind, einen starken Einfluss auf unsere Gesundheit haben.«

Überrascht dich diese Erkenntnis? Dass gesunde Beziehungen für die Gesundheit weit wichtiger sind als Geld, Erfolg oder sozialer Status?

Leider ist auch der Umkehrschluss wissenschaftlich bestätigt, nämlich dass Einsamkeit demzufolge ungesund ist und krank macht. Manfred Spitzer, Neurowissenschaftler und Psychiater, schreibt in seinem Buch *Einsamkeit*:

> Stellen Sie sich vor, es gäbe eine Krankheit, die hierzulande immer häufiger auftritt und chronische Schmerzen verursacht – eine ansteckende, von der medizinischen Wissenschaft noch kaum erforschte Krankheit, die sich schneller ausbreitet, als die Immunität gegen sie aufgebaut werden kann, und die als eine der häufigsten Todesursachen in der zivilisierten westlichen Welt eingestuft wird. Eine Krankheit, die das Aufkommen anderer Leiden begünstigt, von Erkältungen über Depressionen und Demenz bis hin zu Herzinfarkten, Schlaganfällen und Krebs. Diese Krankheit wäre mithin ein bedeutender Risikofaktor für andere häufige und tödliche Krankheiten. Zugleich wäre sie tückisch, denn viele Betrof-

fene wüssten gar nicht, dass sie an ihr leiden. Diese Krankheit gibt es tatsächlich. Ihr Name: Einsamkeit.[23]

Einsamkeit[24] …

- belastet den Körper wie 15 Zigaretten pro Tag.
- ist doppelt so gefährlich wie Übergewicht.
- lässt einen Menschen frühzeitig dement werden.
- erhöht das Risiko, frühzeitig zu sterben, um 30 Prozent.

Diese Studienergebnisse erwähne ich nicht, um Angst zu machen! Mir ist klar, dass kein Mensch gerne einsam ist und niemand den erhobenen Zeigefinger braucht, damit er die Gemeinschaft mit anderen Menschen wertschätzt. Wir alle freuen uns über ernst gemeinte Komplimente, warme Umarmungen von Freunden, über ein passendes Geschenk oder eine hilfsbereite Geste.

Trotzdem ist es eindrücklich, schwarz auf weiß von den Auswirkungen von (fehlenden) Beziehungen zu lesen. Anstatt sich als Opfer zu fühlen und im Selbstmitleid zu versinken, können sie uns motivieren, unseren Beziehungen wieder Priorität zu geben. Denn gemäß diesen Erkenntnissen sollte Gemeinschaft mit wohltuenden Menschen beim Thema Heilung gleich stark berücksichtigt werden wie Ernährung, Bewegung und natürlich Gebet.

Gebet war im Übrigen für Jesus ein Schlüssel zur Gestaltung seiner Beziehungen. Lukas berichtet in seinem Evangelium darüber, wie Jesus sein Leben mit dem himmlischen Vater und seinen Mitmenschen organisierte. Er beschreibt, dass Jesus eine ganze Nacht lang betete, um dann bei Tagesanbruch von seinen vielen Jüngern zwölf auszuwählen, die er Apostel nannte (Lukas 6,12-13).

Raum für wohltuende Beziehungen

Jesus wusste, wie wichtig Beziehungen sind! Und weil Beziehungspflege aufwendig ist, sollten wir unsere Freunde weise wählen. Jesus nahm sich eine Nacht lang Zeit, um sich über die Auswahl seiner künftigen Apostel klar zu werden. Die Bibel berichtet außerdem, dass Jesus unter diesen zwölf Aposteln drei Lieblingsjünger hatte (Matthäus 26,37; Markus 5,37.9,2; Lukas 8,51.9,28), was zeitweise zu Konflikten führte (Markus 9,33-34). Diese drei waren Johannes, Petrus und Jakobus.

Jesus verbrachte nicht mit allen Menschen gleich viel Zeit. Er nahm nicht alle Apostel überallhin mit, sondern manchmal durften ihn nur seine Lieblingsjünger begleiten. Er behandelte nicht alle Leute in seinem Umfeld gleich! Wenn schon unser Messias der Gestaltung seiner Beziehungen so viel Aufmerksamkeit schenkte, sollten wir es auch tun.

Die biblischen Berichte zeichnen ein Bild, eine Struktur, wie Jesus seine Beziehungen lebte:

Jesus verbrachte Zeit …

- *allein* im Gebet.
- mit seinen *drei Lieblingsjüngern.*
- mit seinen *zwölf Jüngern.*
- mit seinen *70 Jüngern* (Lukas 10).
- mit den *Menschenmassen.*

Jesus, der gleichzeitig Gott und Mensch ist, setzte Grenzen, auch in Beziehungen. Während seiner Zeit auf unserem Planeten ließ er nicht alle Menschen gleich nahe an sich heran. Seine Lieblingsjünger hatten das Privileg, Jesus näher zu sein als die anderen. Sie durften ihn an Orte begleiten und Situationen erleben, welche den anderen vorenthalten blieben. So lebte uns Jesus vor, was es heißt, mit Nähe und Distanz umzugehen. Freunde, denen wir vertrauen, die es gut mit uns meinen, dürfen uns näher sein als andere.

Wie sieht es in deinen Beziehungen aus? Kennst du deine Grenzen? Hast du definiert, welche Menschen du wie nahe an dich heranlässt? Wer sind deine »drei«, deine »zwölf«, deine »70«?

Man kann diese Einteilung mit einer Beziehungs-Zielscheibe illustrieren: In der Mitte sind ich und mein Erlöser, der in Form des Heiligen Geistes in mir lebt. Der nächste Kreis gehört meiner intimsten menschlichen Beziehung, meiner Ehefrau. Auch sehr nahe, allerdings einen Kreis weiter außen, befinden sich meine Kinder. Warum sind sie mir weniger nahe als meine Frau? Weil es einen wichtigen Unterschied in der Zielsetzung dieser beiden Beziehungsformen gibt: Mit meiner Frau will ich ein Leben lang in einer wachsenden Intimität zusammenbleiben. Meine Söhne werden zwar immer meine Kinder bleiben, aber sie werden zunehmend selbstständig und werden eines Tages ausziehen. Während ich also mit meiner Frau immer enger zusammen sein möchte, sehe ich es als unsere Aufgabe als Eltern, unseren Kindern dabei zu helfen, das Leben selbstständig zu meistern, damit sie in Zukunft nicht mehr auf unsere Unterstützung angewiesen sein müssen.

Im folgenden Kreis sehe ich meine erweiterte Familie, meine Eltern und Geschwister. So geht es weiter, bis ich bei der sogenannten »großen Masse« angekommen bin. Wer in welchem Kreis sein darf, bestimme allein ich mit Gottes Hilfe. Je weiter sich die Kreise vom Zentrum entfernen, desto unverbindlicher ist die Beziehung zu diesen Personen. Je näher mir die Kreise sind, desto mehr Zeit und Kraft investiere ich und desto mehr öffne ich mich. Das bringt dann leider auch größeren Schmerz bei Verletzungen mit sich, während weiter entfernte Menschen mir weniger wehtun können.

Es ist nicht einfach zu entscheiden, wen wir zu unseren Vertrauten machen. Wir möchten ja niemanden von uns wegstoßen oder verletzen, wenn wir unsere Grenzen ziehen und gewisse Personen etwas weiter entfernt halten. Es liegt allerdings nicht in unserer Verantwortung, sicherzustellen, dass sich niemand durch unsere Grenzen verletzt fühlt. Unsere Verantwortung besteht darin, Grenzen zu ziehen und diese dann liebevoll, aber klar zu kommunizieren.

Es gibt Menschen, die uns einfach guttun. Die gemeinsame Zeit mit ihnen erfüllt uns. Da sind aber auch Beziehungen, die uns auslaugen. Begegnungen und Gespräche, die uns innerlich entleeren und schwächen. Diesen müssen wir nicht immer aus dem Weg gehen, aber wir sollten sie weise dosieren! Es lohnt sich, dass wir unsere Energie bewusst einteilen und uns gerade beim Thema Gemeinschaft fragen, welche Beziehung welche Ausprägung haben soll. Konkret kann das so aussehen:

- **Einseitiges Geben:** Ich bin in der Rolle des Gebenden. Zum Beispiel als Ratgeber, Vater, Seelsorger oder Coach.
- **Einseitiges Empfangen:** Ich bin in der Rolle des Empfangenden. Als Ratsuchender, Mentee, Tochter oder Sohn.
- **Gegenseitiges Geben & Empfangen:** Beide Personen füllen beide Rollen gleichsam aus. Etwa als Partner, Ehemann/-frau oder Freund.

Nach oben, nach innen und nach außen[25]

Gemeinschaft ist eine Kraftquelle, kann aber auch ein Krafträuber sein, je nachdem, auf wen ich mich wie intensiv einlasse. Von Jesus lernen wir nicht nur, dass es gut ist, Grenzen zu ziehen, sondern auch, dass es verschiedene Beziehungsebenen gibt: »Als Jesus und die Jünger wieder von dem Berg herunterkamen, befanden sie sich in einer weiten Ebene, umringt von den Anhängern von Jesus und vielen anderen Menschen« (Lukas 6,17).

Es geht mir hier nicht um die erwähnte »weite Ebene«, in der sie sich befanden, sondern um die zwischenmenschliche. Denn Jesus, seine Apostel und seine weiteren Jünger kamen vom Berg herunter, um zu dienen. Die Menschenmassen waren gekommen, um ihn predigen zu hören und geheilt zu werden. Jesus war hier in der Rolle des Gebenden. Nennen wir diese Ebene *nach außen*, weil Jesus in dieser spezifischen Situation Menschen diente, die ihm nicht nahestanden.

Wo war Jesus, bevor er im Außen wirkte? Er verbrachte Zeit mit seinen Jüngern, die er auch seine Familie nannte (Markus 3,33-35). Bevor er sich zum Predigen und Heilen aufmachte, hatte er also Zeit mit seinen Liebsten. Diese Beziehungsebene nennen wir *nach innen*. Und wenn wir den Fußspuren von Jesus noch einige Schritte weiter zurück folgen, sehen wir, dass er als Allererstes Zeit mit seinem himmlischen Vater verbrachte. Dieser Ebene gebe ich den Titel *nach oben*.

Jesus schöpfte zuerst Kraft im Gebet nach oben, verbrachte danach Zeit im Innen und wirkte dann nach außen. Diese drei Ebenen können auch in unserem Beziehungsmanagement hilfreich sein, wobei die Reihenfolge aus meiner Sicht nicht so wichtig ist. Was unsere Aufmerksamkeit verdient, ist die Menge an Zeit, welche wir auf den drei verschiedenen Ebenen verbringen. Genauso, wie wir unsere Beziehungen am Geben und Empfangen orientieren, sollten wir uns auch über die Beziehungsebenen nach oben, nach innen und nach außen im Klaren sein. Denn jeder von uns hat seine Lieblingsebene und somit die Tendenz, die anderen beiden Ebenen zu vernachlässigen! Welche ist dir am vertrautesten? Um dies zu verdeutlichen, beschreibe ich hier drei fiktive Typen, die jeweils in einem Extrem leben:

Typ 1: Der Engel

Wer seine Zeit nur im Oben lebt, läuft Gefahr, etwas merkwürdig zu werden. Da die »himmlische« Welt für ihn viel mehr Bedeutung hat als die physische, bewegt er sich vorwiegend in geistlichen Sphären und vernachlässigt seine Beziehungen. Bei diesem Typ herrscht eine Tendenz, alles zu »vergeistlichen« und sich von allem »Fleischlichen« zu trennen. Und zwar von allem, was auch nur ansatzweise weltlich sein könnte. Etwa von Genussmitteln, vom Radio, Fernsehen, Internet und von kulturellen Veranstaltungen.

Doch Gott hat uns nicht als reine Geistwesen, sondern als Menschen aus Fleisch, Blut und Geist geschaffen.

Typ 2: Das Schaf

Wer sein Leben nur im Innen verbringt, kann etwas weltfremd werden. Er genießt die Zeit mit seinen »Churchies«, den Kumpels aus der Gemeinde, und baut ein unsichtbares Haus mit hohen Mauern, um sich und seine Liebsten vor der bösen Welt zu schützen. In erster Linie geht es ihm darum, Jesus ähnlicher zu werden, sich zu heiligen, seinen Glauben zu vertiefen und ein gutes Schaf zu sein. Jedes neue Gemeindemitglied und jede Veränderung ist eine potenzielle Bedrohung für die hart erarbeitete Harmonie seiner Herde.

Doch im Gleichnis mit dem Schafhirten führt Jesus seine Schafe vom Stall auf die Wiese – nicht umgekehrt (Johannes 10,3).

Typ 3: Der Superman

Wer nur nach außen lebt, kann sich selbst, seine Freunde und auch die Beziehung zu Gott verlieren. Alles dreht sich um Evangelisation und Dienst, nichts ist diesem Typen wichtiger, als Seelen zu retten oder Leuten zu helfen. Die nahen Menschen werden vernachlässigt, weil er in der Familie und in Freundschaften nur eine untergeordnete Rolle sieht. Das Einzige, was für ihn zählt, ist, Gottes Reich zu vergrößern. Dabei vergisst er, dass seine wichtigsten Jünger seine Kinder sind. Er denkt nicht daran, dass auch sein größtes Vorbild Zeiten im Oben und Innen verbracht hat.

Mehr Lebensqualität durch Gemeinschaft

Gemeinschaft ist ein Teil unserer DNA, Gott hat uns so programmiert! »Dann sprach Gott, der HERR: ›Es ist nicht gut für den Menschen allein zu sein‹« (1. Mose 2,18). Und schon bevor Gott den Menschen machte, hatte er Gemeinschaft mit sich selbst – in der sogenannten Dreieinigkeit. Gott ist Vater, Sohn und Geist. Deshalb redete Gott von sich selbst in der Mehrzahl (1. Mose 1,26), als er sich entschied, uns Menschen zu erschaffen.

Was denkst du, warum Gott uns gemacht hat? Ich glaube, weil er sich nach echter, freiwilliger, von Liebe und Vertrauen geprägter Gemeinschaft sehnte. Wäre seine Motivation eine andere, würde uns sein göttliches Versprechen »Ich bin bei dir!« sicher nicht von der ersten bis zur letzten Seite der Bibel begleiten.

Weil Gott das Verlangen nach kraftspendender Gemeinschaft in uns hineingelegt hat, ließ er den ersten Menschen nicht allein und schuf ein Gegenüber für Adam. Eva und ihr Mann hatten den Auftrag, sich zu vermehren und dadurch für noch mehr Gemeinschaft zu sorgen. Diese Nachkommen formten sich zu Sippen und wuchsen später zu Völkern. So entstand auch die Gemeinschaft innerhalb Gottes Volk, der Hebräer.

Ab einer gewissen Größe braucht jede Gemeinschaft Richtlinien, die ein gelingendes Miteinander gewährleisten. Der Ausschluss aus dem Volk Gottes war eine krasse Maßnahme für Gesetzesbrecher oder an einer Krankheit leidende Menschen. Die Verstoßung bedeutete ein Leben in Einsamkeit und ohne Existenzgrundlage. Der Entzug von Gemeinschaft wurde bewusst als Strafe eingesetzt. Sie war jedoch nur die Ausnahme, nur eine Notlösung, um die ehrlichen Menschen zu schützen und ihnen ein harmonisches Miteinander zu sichern. Denn Gemeinschaft zu haben und diese zu ermöglichen, gehört grundsätzlich zu Gottes Wesen!

Das wird auch daran deutlich, wie Gott Geschichte mit Gemeinschaften, Familien und Gruppen schreibt – nicht mit einzelnen Superhelden: Noah und seine Familie bauten die Arche, Abraham und seine Sippe zogen ins unbekannte Land, sogar Jesus gründete mit seinen Jüngern eine neue Familie!

Später, nachdem Jesus seinen Auftrag erfüllt hatte, in den Himmel aufgefahren war und Gott seinen Geist am Pfingstfest ausgegossen hatte, lebten seine Nachfolger »wie in einer großen Familie« (Apostelgeschichte 2,44; HFA) zusammen. Diese Gemeinschaft unter den Gläubigen nennt man heute Kirche, was (wie bereits in Kapitel 2 erwähnt) vom griechischen *ekklesia theou* abstammt und »Versammlung von Christen« bedeutet. Der Begriff Kirche meint also weder ein Gebäude noch einen Gottesdienst, sondern die Gemeinschaft von Christen. Gottes Wunsch ist, dass sie kraftspendend und heilend auf uns wirkt. Sie kann daher eine Ressource für dich sein, etwas, das dir guttut und dir Kraft gibt. Genauso wie Bewegung, gesunde Ernährung, ein regelmäßiges Einkommen oder ein sicherer Arbeitsplatz. Dies war auch dem Apostel Paulus bewusst, weshalb er Gemeinschaft als Ressource bei der Planung seiner Missionsreisen nutzte:

> Ich habe vor, nach Spanien zu reisen, und bei dieser Gelegenheit hoffe ich, euch in Rom persönlich kennen zu lernen. Wenn ich dann in der Gemeinschaft mit

euch neue Kraft geschöpft habe, könntet ihr mich vielleicht bei meiner Weiterreise unterstützen.

Römer 15,24; HFA

Wie Beziehungen zur Kraftquelle werden

Gemeinschaft ist allerdings nicht automatisch kraftspendend, nur weil sich Menschen im Namen Jesus versammeln. Im Gegenteil! Wir alle hatten vermutlich schon negative Erlebnisse mit anderen Christen, die uns viel Kraft raubten. Doch genauso wie Verletzungen in Gemeinschaft entstehen, heilen sie auch wieder in Gemeinschaft! Wir sollten uns darum nicht dauerhaft aus der Kirche zurückziehen. Vielleicht brauchen wir eine Pause oder wir müssen unser Beziehungsnetz überdenken und neu ordnen. Aber andauernder Rückzug ist keine gute Idee! Es macht dabei keinen Unterschied, ob wir uns körperlich oder innerlich zurückziehen, wir werden uns früher oder später einsam fühlen, weil wir für andere nicht mehr erreichbar sind.

Ich habe beobachtet, dass ich selbst durch meine Leiden für andere zugänglicher wurde. Freunde fühlen sich mir heutzutage näher und ich mich auch ihnen. Das hat sicher damit zu tun, dass ich gelernt habe, über meine (körperlichen) Schwächen zu sprechen. Und dass mich mein eigenes Leiden einfühlsamer gemacht hat. Es fällt mir heute viel leichter, mit anderen Menschen mitzufühlen, weil ich aus eigener Erfahrung weiß, wie es ist, schwach zu sein. Ich kenne die unangenehme Situation, wenn man einen Termin absagen muss, weil es gerade einfach nicht geht. Oder wenn man sich zwar gerne bei einem Freund melden würde, einem aber die innere und körperliche Kraft fehlt, die Nachricht zu verfassen oder den Anruf zu tätigen. Früher hatte ich dafür wenig bis gar kein Verständnis.

Du brauchst Gemeinschaft, aber die Gemeinschaft braucht auch dich! Du bist wichtig für deine Kirche! Auch ohne einen Dienst oder eine wichtige Aufgabe – deine Anwesenheit macht einen Unterschied. Du kannst konkret etwas zu guter Gemeinschaft beitragen, indem du nicht nur körperlich anwesend bist, sondern aktiv an den Gesprächen teilnimmst und dich einbringst.

> Kirche, lebendige Gemeinschaft um Jesus Christus, ist immer auch Erzählgemeinschaft. Es ist ein Geheimnis um das Erzählen, um das Mitteilen dessen, was wir miteinander erlebt haben, denn Erzählen ist menschlich – und Erzählen macht menschlich. Erzählen benötigt Zeit – und Erzählen überwindet die Zeit. Erzählen braucht Gemeinschaft – und Erzählen schafft Gemeinschaft. Wo Menschen Anteil geben können an dem, was ihnen widerfahren ist, da wachsen aus dem Hören und Reden Horizonte der Hoffnung und Heilung.[26]

Der erste Johannesbrief zeigt außerdem, wie Gemeinschaft entsteht: »Leben wir aber im Licht, so wie Gott im Licht ist, dann haben wir Gemeinschaft miteinander« (1. Johannes 1,7).

Ja, lebe im Licht und gib persönliche Dinge preis! Nein, es wird nicht von dir erwartet, dass du einen Seelenstriptease hinlegst und bei jeder Gelegenheit deine schlimmsten Sünden und größten Probleme aufdeckst! Zu diesem Zweck hast du Freunde. Sie ertragen das, weil sie dich gut kennen – nicht nur deine Schwächen, sondern eben auch deine Stärken. Aber es tut der Gemeinschaft gut, wenn du auch mal von dir erzählst! Von deinen Erkenntnissen und Erlebnissen mit Gott, von deinen Fragen und deinem Weg, den du mit Jesus gehst.

Kennst du diese peinliche Stille am Tisch, wenn niemand etwas zu erzählen hat? Fragen helfen! Ich überlege mir jeweils im Voraus, was mich interessiert und welche Fragen ich stellen will, um Gespräche in Schwung zu bringen oder der Gemeinschaft mehr

Tiefe zu geben. Je nach Situation will ich von meiner schweigenden Gruppe dann zum Beispiel wissen: »Wenn du ein Fahrzeug wärst: Welches und warum genau dieses?« Diese Frage lässt sich beliebig variieren, etwa mit Instrumenten, Pflanzen oder Lebensmitteln. So erfahren alle Anwesenden auf eine lockere und witzige Art interessante Dinge über die Persönlichkeit und den Charakter der anderen. Es entsteht Nähe, die wiederum zu erfüllender Gemeinschaft beiträgt.

Nähe durch Mitgefühl

Wie ist es möglich, sich in einer Gruppe, umgeben von Menschen, einsam zu fühlen? Ich glaube, dass es mit mangelndem Mitgefühl zu tun hat, denn ohne dass ich mich ein Stück weit in andere hineinversetzen und Verständnis aufbringen kann, kann keine echte Nähe entstehen. Und ohne Nähe kein Gemeinschaftsgefühl! Pater Anselm Grün findet dazu treffende Worte:

> Die vielen Kontakte, die heute die Menschen in den sozialen Medien eingehen, wollen letztlich Zugehörigkeit und Verbundenheit. Doch wahre Verbundenheit entsteht nicht durch die vielen Kontakte, sondern durch das Mitfühlen. Wenn ich mich in die Menschen hineinfühle, dann entsteht wirkliche Verbundenheit. Das meint Jesus, wenn er uns auffordert: »Seid barmherzig, wie es auch euer Vater ist« (Lukas 6,36). Das griechische Wort *oiktirmon* meint: mitfühlen. Gott fühlt mit uns. Und wir werden Gott ähnlich, wenn wir mitfühlen mit allen Menschen. Das verbindet uns und schenkt uns inneren Frieden und Dankbarkeit.[27]

Über diesem Kapitel steht die sogenannte »Goldene Regel«, die Jesus in der Bergpredigt definiert (Matthäus 7,12). Er sagt, dass wir andere so behandeln sollen, wie wir selbst behandelt werden möchten. Das korrespondiert mit: »Liebe deinen Nächsten wie dich selbst«! Wie. Dich. Selbst!

Kannst du in den Spiegel schauen und Gott »Danke!« sagen, trotz aller Makel, die dir in dem Moment begegnen? Gott macht keine Fehler, darum darfst du dich über deinen Körper, deine Fähigkeiten und dein einzigartiges Wesen freuen. Auch in Schwachheit und Leid bist du liebenswert! Denn nicht das, was du tust, macht dich aus, sondern das, was Jesus bereits für dich getan hat.

Mich selbst so anzunehmen, wie ich bin, ist laut Jesus also die Grundlage für kraftspendende Gemeinschaft. Denn erst wenn ich mich selbst annehmen kann, kann sich in mir Mitgefühl für meine Mitmenschen entwickeln. Und das ist ein zentraler Aspekt unserer emotionalen Intelligenz. Wenn du trotz deiner eigenen schwierigen Situation dein Mitgefühl weiterentwickeln willst, können diese Punkte helfen:

- **Selbstliebe** (wie bereits erwähnt)
- **Zuhören:** interessiert sein
- **Verständnis haben:** sich in die andere Person hineinversetzen
- **Innere Ruhe:** Stress absorbiert die Aufmerksamkeit
- **Reflektieren:** die eigenen Gefühle kennen und deuten können
- **Offenheit:** keine Vorurteile mitbringen

Meine Frau und ich haben vor vielen Jahren für unseren Umgang in Familie und Kirche festgelegt, dass Misstrauen kein Platz haben soll und wir einander deshalb keine negativen Motive unterstellen. Wenn eine Verletzung oder ein Fehler passiert, dann gehen wir davon aus, dass es nicht mut- oder sogar böswillig getan wurde.

Das prägt unseren Umgang positiv und schafft ein vertrauensvolles Umfeld, in dem man sich sicher fühlt und aufblühen kann.

Übernatürliche Tischgemeinschaft[28]

> Nach dem Essen nahm Jesus einen weiteren Becher mit Wein und sagte: »Dieser Wein ist das Zeichen des neuen Bundes – ein Bund, der mit dem Blut besiegelt wird, das ich für euch vergießen werde.«
> *Lukas 22,20*

Jesus hat oft mit seinen Freunden gegessen und Gemeinschaft gepflegt. In unserer Kultur spielt Tischgemeinschaft keine zentrale Rolle mehr, obwohl unser christlicher Glaube unter anderem stark darauf beruht. Die Bibel berichtet von gemeinsamen Mahlzeiten, die Jesus mit seinen Anhängern genoss. Im Bericht über das letzte Abendmahl (Matthäus 26,17-30) veranschaulicht Jesus, dass wahre Kommunion[29] nicht nur darin besteht, ein Becherlein Wein zu trinken und ein Stückchen Brot zu essen, sondern in ausgedehnten gemeinsamen Mahlzeiten erlebt wird. Beim Abendmahl geht es nicht alleine um die Gemeinschaft mit Gott. Sich miteinander an einen Tisch zu setzen, bedeutet, einander wahrzunehmen, einander zu dienen, miteinander Gott zu suchen. Am Tisch begegnen wir einander und Gott.

Auf diese Weise hat Gott die Bundesbeziehung in unser alltägliches Leben gebracht. Denn ursprünglich wurden im jüdischen Glauben die heiligen Schriften am Tisch im Tempel und später am Tisch in den Synagogen gelesen. Jesus hat diese heilige Gemeinschaft zwischen Gott und Mensch in die Häuser an unsere Tische gebracht – auch in dein Haus, auch an deinen Tisch! Genau darum geht es beim Abendmahl: sich miteinander und mit Gott zu verbinden und dabei Jesus zu feiern, der sein Blut vergossen und seinen Leib gegeben hat, damit wir Frieden mit Gott haben können. Dazu braucht es keinen Priester, Pastor oder Pfarrer! Das Abendmahl wird zu einem übernatürlichen Erlebnis, weil eine Gruppe von Gläubigen sich im Namen Jesu um einen Tisch versammelt. Dabei ist weder ihre Herkunft, ihr sozialer Status noch ihr körperlicher Zustand wichtig. Es spielt auch keine Rolle, ob Wein, Traubensaft, glutenfreies oder Vollkornbrot verwendet wird. Der Wochentag ist ebenso unwichtig, eigentlich verdient jeder Tag eine Abendmahlsfeier! Und da Gott unter uns ist, wenn wir uns in seinem Namen treffen, kann auch ein Krankenbett oder ein Zimmer im Krankenhaus einen würdigen Rahmen für das Abendmahl bieten!

Höhlenzeiten

Elia erlebte Unglaubliches! Gott schickte ohne menschliches Zutun Feuer vom Himmel und nahm Elias Opfer vor den Augen der anwesenden Baalspriester an. Der Gott Israels zeigte seine Macht eindrücklich – ein großer Sieg für Elia und sein Volk! Doch wenig später erschrak derselbe Prophet Gottes wegen einer Morddrohung der Königin so stark, dass er sich aus dem Staub machte, in eine Depression fiel und sich in einer Höhle versteckte (1. Könige 19). Doch Gott suchte den Kontakt zu seinem Diener weiterhin und forderte ihn nach einem kurzen Wortwechsel auf, die Höhle zu verlassen: »Da sprach der HERR zu Elia: ›Geh hinaus und stell dich auf den Berg vor den HERRN, denn der HERR wird vorübergehen‹« (1. Könige 19,11).

Elia wagte den Schritt aus seiner Höhle ans Tageslicht und staunte nicht schlecht, als Gott sich ihm in einem leisen Säuseln zeigte. Diese Begegnung schien Elia genug Kraft zu geben, um seinen Auftrag wahrzunehmen und sich wieder auf den Weg zu machen.

Es gibt Höhlenzeiten, in denen wir unerreichbar, alleine und verzweifelt sind. Aber immer wieder kommt der Moment, wo Gott auf die eine oder andere Art versucht, mit uns Kontakt aufzunehmen. Ist es Zeit, den vertrauensvollen Schritt aus deiner Höhle herauszuwagen?

> Siehe, ich stehe vor der Tür und klopfe an. Wenn jemand mich rufen hört und die Tür öffnet, werde ich eintreten, und wir werden miteinander essen.
> *Offenbarung 3,20*

Wegen meiner Leiden suchte ich mir auch schon die eine oder andere Höhle. Für mich ist das durchaus ein Zufluchtsort, den ich aber jeweils rechtzeitig wieder verlassen muss. Würde ich in meiner Höhle bleiben, würde auch meine Ehe unnötig belastet. Dabei ist meine Situation an und für sich schon herausfordernd genug. Meine liebe Ehefrau und ich versuchen im nächsten Kapitel aufzuzeigen, wie sich meine Krankheit auf unsere Beziehung auswirkt und wie wir Gott in dieser Herausforderung erleben.

9

Ehe hatte ich mir ganz anders vorgestellt

In guten wie in schlechten Zeiten

I just called to say I love you.
Stevie Wonder

Komm, mein Geliebter, wir wollen aufs Feld hinausgehen und die Nacht zwischen wilden Blumen verbringen.
Hohelied 7,12

Menschen sind wie Gras, das verdorrt; ihre Schönheit verblasst so schnell wie die Schönheit wilder Blumen.
1. Petrus 1,24a

Unsere Liebesgeschichte begann in einer Freikirche, wo wir beide unabhängig voneinander zu einem lebendigen Glauben an Gott gefunden hatten. Unser frischer Glaube sollte nun auch unsere Partnerwahl prägen, denn wir waren nach diversen schmerzhaften Trennungen jeweils fest entschieden, dass wir unseren nächsten Partner heiraten wollten. Uns war klar, dass man nie eine Garantie hatte, dass es halten würde, aber man konnte wenigstens versuchen, sein Bestes zu geben.

Für uns hieß das, dass wir die Sache dieses Mal völlig untypisch anpacken wollten – nämlich langsam. Wir wollten uns gut kennen, bevor wir eine Entscheidung für oder gegen den anderen trafen. Denn gerade daran waren unsere früheren Beziehungen gescheitert: Wir hatten uns mit jemandem eingelassen, den wir gar nicht wirklich gekannt hatten, um dann später festzustellen, dass es nicht passte und wir uns trennen mussten. Wichtige Fragen wollten wir also vor dem ersten Kuss geklärt haben, nicht im Liebesrausch mit der rosaroten Brille auf, sondern unter normalen, teils stressigen, teils langweiligen Lebensumständen.

Wir waren schon einige Wochen miteinander befreundet, als wir uns auf eine neunmonatige Kennenlernzeit im Rahmen einer platonischen Freundschaft einigten. Das hieß, wir wollten uns weder küssen noch Händchen halten. Um das Ganze etwas zu vereinfachen, trafen wir uns nur in Gesellschaft mit anderen. Nach den ersten vier Wochen war ich bereits so in Corinne verknallt, dass ich mir nicht vorstellen konnte, noch weitere lange acht Monate auf sie zu warten. Sie hatte etwas Unwiderstehliches! »Aber ich habe versprochen, keine voreiligen Entscheidungen zu treffen!«, sagte ich mir selbst, gefolgt von einem Stoßgebet: »Himmel, hilf mir!« Ich weiß nicht, wie, aber wir hielten durch. Gott trug sicher einen großen Teil dazu bei. So haben wir uns innerhalb von 15 Monaten verliebt, verlobt und geheiratet: Nach den 9 Monaten Kennenlernzeit hielt ich um Corinnes Hand an, wir haben eine Verlobungsparty gefeiert und ein halbes Jahr später geheiratet. Nach unserer Hochzeit bezogen wir die gemeinsame Wohnung in der Ostschweiz, unser erstes Baby war dann das Gemeindegründungs-Projekt der Kirche, die wir noch heute leiten.

Wir glauben, dass die Zeit, in der wir aufeinander gewartet haben, unserer Beziehung ein starkes Fundament gegeben hat, von dem wir noch heute profitieren. Gerade jetzt, in dieser sehr anspruchsvollen Krankheitszeit, brauchen wir eine sichere Grundlage, die uns trägt. Neben Gottes bedingungslosem Ja zu uns stärkt uns die Gewissheit, dass wir auf die Treue des anderen zählen können. Und sicher hilft es unserer Ehe auch, dass ich Corinne einfach schön finde: Immer wieder sagte ich zu ihr, dass sie zu der Sorte Frau gehört, die mit dem Alter schöner wird – und ich hatte recht.

Als wir uns im August 2002 im zarten Alter von 23 Jahren unter freiem Himmel das Jawort gaben (o ja, es war romantisch!), kannten wir die Prüfungen und Widerstände noch nicht, die uns während des Ehelebens begegnen würden. Aber wir wussten beide, dass wir das Leben gemeinsam leben wollten, egal was kommt. In meiner jugendlichen Naivität (die auch große Vorteile hatte) war mir klar, dass wir alles gemeinsam meistern würden, wenn es denn überhaupt etwas zu meistern gäbe. Damit habe ich für meinen Teil eigentlich nie wirklich gerechnet, denn ich sah die Dinge oft nicht so, wie sie tatsächlich waren, sondern vielmehr so, wie ich sie gerne gehabt hätte. In meiner Perspektive war unsere Hochzeit der Start in ein Leben voller Liebe, Sonne, Glück. Das traf auch zu, für die ersten Tage. Doch dann kamen bei Corinne einige unbewältigte Themen der Vergangenheit hoch, die sie in eine mittelschwere Depression stürzten. Das war unsere erste Prüfung. Meine damals noch so neue Frau forderte mich auf, mich doch von ihr scheiden zu lassen, damit sie mir nicht länger ein Klotz am Bein sei. Ich antwortete mit einem entschiedenen »Nein!«. Als ich dann knapp zwanzig Jahre später chronisch erkrankte, hatten wir bereits viele Höhen und Tiefen durchlebt. Doch das, was wir jetzt durchmachen, stellt alles Vorherige in den Schatten.

Wie sich unsere Ehe verändert hat

In meiner Selbstwahrnehmung bin ich heute so ziemlich das Gegenteil von dem Mann, der ich einmal war. Wenn man sich vorstellt, dass meine Frau damals einen komplett anderen heiratete, ist es verständlich, dass das für unsere Ehe zum Teil echt schwierig war und immer noch ist.

Mein Körper hat sich verändert: Während ich früher sportlich und bewegungsfreudig war und eher zu wenige Kilos auf die Waage brachte, bin ich heute etwas zu schwer, kann so gut wie keinen Sport mehr treiben, habe schlaffe Muskeln, muss mich mehrmals täglich hinlegen und meine Libido ist eingeschlafen. Darum haben wir deutlich weniger Sex miteinander als früher, wo es mindestens einmal in der Woche dazu kam.

Bevor ich krank wurde, musste ich mich oft zurückhalten, um Corinne nicht zu bedrängen, was mir jeweils ziemlich schwerfiel. Heute muss ich mich zu Sex überwinden, egal, welche Jahreszeit wir haben. Und hierbei ist nicht meine Frau das Problem, ich finde sie immer noch sehr attraktiv und sage ihr das auch. Aber wie so oft im Leben sind die Dinge unausgewogen, und war es damals eher etwas zu viel Testosteron, ist es heute zu wenig.

Auch meine innere Welt hat sich verändert: Ich war eine positive Frohnatur mit enormem Tatendrang – jetzt kenne ich depressive Episoden und bin dann schwer zu motivieren. Das hätte ich früher nie für möglich gehalten. Als Corinne mich damit konfrontierte, dass sie auch eine psychische Ursache in Betracht ziehen würde, wehrte ich mich mit Händen und Füßen dagegen. Ich fühlte mich von ihr in meinem körperlichen Leiden nicht ernst genommen, was zu einem Konflikt zwischen uns beiden führte. Heute weiß ich, dass psychische Krankheiten genauso real sind wie körperliche. Unser Innenleben wirkt sich auf unseren Körper aus und umgekehrt.

Es ist für einen Menschen eine echte Herausforderung, wenn der Partner an einer Depression erkrankt. Allgemein scheinen uns psychische Krankheiten zu verunsichern und wir wollen nichts falsch machen, weshalb wir uns zurückziehen. Da sich der psychisch Kranke oft schon aufgrund seiner Krankheit zurückzieht, ist die Ehe zusätzlich unter Beschuss. Das haben wir genau so erlebt. Was mir in einer depressiven Episode hilft, ist Corinnes Nähe. Wenn sie sich zu mir ins Bett legt, ohne Erwartungen, einfach weil sie gerne bei mir ist. Dann geht es mir direkt besser.

Gleichzeitig fühle ich mich ab und zu unter Druck und habe den Eindruck, dass Corinne etwas von mir erwartet, das ich ihr früher problemlos hätte geben können, was mir heute aber unter den aktuellen Krankheitsumständen kräftemäßig unmöglich ist. Obwohl sich oft herausstellt, dass sie diese Erwartungen an mich gar nicht hat, habe ich das Gefühl, dass ich mehr geben sollte, als ich kann.

»Mehr« war schon vor meiner Erkrankung ein Lieblingswort, wie ich bereits berichtet habe. Ich wollte immer mehr. Nicht im Sinne von Reichtum – ich war schon, seit ich denken kann, zufrieden mit dem, was ich besitze, wofür ich dankbar bin. Nur meine Leistung, mein Output, schien sich ständig unter der Norm zu bewegen. Ich sollte mehr geben und ich sollte mehr tun. Eigentlich sollte ich mehr »sein«. Ich sollte ein besserer Ehemann und ein besserer Vater sein. Ich sollte ein besserer Chef und ein besserer Prediger sein. Ich sollte ein besserer Freund, ein besserer Christ, eigentlich ein besserer Reto sein. Aber Corinne heiratete mich nicht, weil ich mehr tue oder mehr kann oder weil ich jemand Besseres bin. Sie heiratete mich eben gerade darum, weil ich der war, der ich damals war und im Kern immer sein werde: »dä[30] Reto«. Aber lassen wir nun sie selbst zu Wort kommen.

Corinne: »Gott ist mein Zentrum!«

Zu Beginn der Krankheit traf ich eine Entscheidung: »Herr, du sollst durch diese Sache verherrlicht werden. Egal was geschieht oder nicht geschieht, dir gehört die Ehre.«

Immer wieder werde ich gefragt, was die Krankheit mit mir macht. Mich stört diese Frage ein wenig, weil die Krankheit so zu sehr ins Zentrum rückt, weil sie zur Bestimmenden in meinem Leben wird. Klar werden wir oft durch die Umstände beeinflusst oder schwierige Situationen in unseren Leben fordern von uns etwas anderes, als wir wollen oder uns vorgestellt haben. Wir haben weder alles in der Hand, noch können wir immer frei wählen und entscheiden. Doch welche Haltung wir haben, können wir wohl wählen. Ich möchte so leben, dass Gott geehrt wird. Ob mit oder ohne Krankheit, ob mit oder ohne Krise, mein Leben soll sich um ihn drehen, ihn will ich stets vor Augen haben. So wie David es gebetet hat: »Immer sehe ich auf den Herrn. Er steht mir zur Seite, damit ich nicht falle« (Psalm 16,8). In allen Lebenssituationen sollen meine Augen ihn immer wieder suchen.

Die Krankheit macht nicht einfach mit mir, was sie will. Sie löst sicher verschiedene Gefühle aus, sie fordert Veränderungen und Anpassungen und immer einmal wieder muss ich neu darüber trauern, was nicht mehr geht. Die Krankheit aber ist nie mein Zentrum, sondern Gott ist es. Manchmal verschiebt sich mein Zentrum, aber immer wieder komme ich zurück zu meinem Statement:

»Auf dich, mein Herr, schaue ich! Um deine Ehre geht es in meinem Leben!«

Als Reto nach zwei Wochen nicht mehr aus dem Bett aufstand, um endlich gesund zu werden, realisierte ich, dass nun eine andere Zeit angebrochen war. Die Zeit des Überbrückens war vorbei. Ich meine damit, dass man die Zeitspanne, wenn der Partner erkrankt, sich von einer Operation erholt oder auf Reha ist, zunächst überbrückt. Man tut, was getan werden muss; der Gesunde oder Zurückgebliebene von beiden tritt in die Lücke. Er übernimmt die meisten Aufgaben, die anstehen, meistert die Probleme des Alltags, managt das gesamte Familienleben und kümmert sich um den Kranken oder Verletzten. Derjenige hat quasi die ganze Verantwortungs-Last zu tragen.

Das kann große Anstrengung bedeuten, gerade wenn eine Familie auf sich allein gestellt ist und man allem gerecht werden muss. Nicht selten ist man nach so einer Zeit ziemlich erschöpft. Wenn dann alles wieder zum normalen Zustand zurückkehrt, atmet man erleichtert auf – geschafft! Danach lebt man weiter wie bisher.

Was mir schon früher in solchen Überbrückungszeiten aufgefallen ist: Es kommen gewisse Themen hoch. Das können zu hohe Erwartungen an mich oder das Familienleben sein, aber auch Spannungen in der Beziehung oder die Erkenntnis, nicht mehr alles allein bewältigen zu können. Weil wir aus dem gewohnten Beziehungsmuster und den jeweiligen Rollen gefallen sind, funktioniert unser Leben nicht mehr auf die gleiche Weise.

Es ist gut möglich, dass es dir so geht wie mir damals; wenn eine solche Überbrückungszeit länger dauert, beginnt man zu funktionieren. Ich fühlte mich dabei eher wie ein Roboter als ein Mensch. Ich stellte die eigenen Bedürfnisse und auch Gefühle weit zurück, sie standen mir nur unnötig im Weg und kosteten mich zu viel Energie, welche ich ja brauchte, um alles andere zu bewältigen.

Dabei verlor ich mich selbst immer mehr, und auf einmal ging es mir selber nicht mehr gut. Eigentlich sollte ich stark sein, kraftvoll, aber ich fühlte mich wie verwundet auf dem Schlachtfeld. Total zerstört, abgekämpft und ausgelaugt. Doch die Situation forderte, dass es weitergehen musste!

Ich kenne viele, die gemäß dieser »Funktions-Strategie« leben. Wahrscheinlich ist es gar nicht schlecht, für eine kurze Zeit alles andere zurückfahren zu können, um zu funktionieren und den »Brand zu löschen«. Wenn der Notfall-Modus aber zu lange andauert, fordert dies oft den Preis der mentalen und oder auch körperlichen Gesundheit. Dann sind beide Partner am Ende.

Durch mehrere solcher Überbrückungszeiten bin ich an den Punkt gekommen, an dem ich nicht mehr länger bereit war, wie ein Roboter zu funktionieren. Mir fehlte auch einfach die Kraft dafür. Vor einigen Jahren habe ich in einem Seminar gelernt, wie die optimale »Funktionsweise« eines Menschen aussieht. Sie besteht nämlich aus drei Bereichen: fühlen, ruhen und spielen.

Fühlen, ruhen, spielen

Das bedeutet zum einen, dass man die hochkommenden Gefühle zulässt, ohne sie zu werten. Das kann bei Ungerechtigkeit Wut sein, bei Verlust Trauer oder dass man sich bei Ablehnung ungeliebt fühlt. Bei mir war das hauptsächlich Trauer, weil unser Leben nicht mehr so wie früher war. Gefühle sind weder gut noch schlecht, sie sind einfach. Es ist gut, wenn du bei Ungerechtigkeit wütend wirst, es ist quasi eine logische Reaktion. Genauso ist Frust normal, wenn etwas nicht so geht, wie du dir das vorgestellt hast. Du kannst also nicht viel dafür, *was* du fühlst und *wann* du etwas fühlst, aber *wie* du damit umgehst, liegt in deiner Verantwortung. Deine Gefühle fordern, dass du ihnen angemessen begegnest.

Was machen wir denn nun mit starken Gefühlen? Wir können üben, dass wir unsere Gefühle als ersten Impuls zu Gott bringen. In den Psalmen sehen wir deutlich, wie Menschen ihr ganzes Herz ehrlich bei Gott ausschütten und eine neue Perspektive bekommen. Solltest du anhaltend mit deinem Gefühlsleben überfordert sein oder merken, dass deine Emotionen bei dir und anderen Schaden anrichten, rate ich dir, nicht zu lange zu zögern, um professionelle Hilfe in Anspruch zu nehmen.

Als Mensch auf gute Weise zu »funktionieren«, bedeutet weiter, dass man einen Ort der Ruhe hat. So wie das Auge im Sturm des Tornados, wo es im Inneren absolut windstill ist. An diesem Ort ist man weder nervös, noch ist man in Sorge oder Angst. Es besteht keine innere Unruhe und man ist ohne gedankliche Arbeit. Es ist ein Ort des Friedens, wo man einfach mit sich und bei sich ist. Jesus sagt: »Auch wenn ich nicht mehr da bin, wird doch der Friede bei euch bleiben. Ja, meinen Frieden gebe ich euch – einen Frieden, den euch niemand sonst auf der Welt geben kann« (Johannes 14,27). Für meinen Alltag bedeutet das, mir Zeiten der Stille einzuplanen, während derer ich versuche, mich weder gedanklich noch aktiv um andere zu kümmern. Dabei hilft es mir, in der Natur zu sein, mich auszuruhen. Falls mir das nicht gelingt, weil mich zu viel beschäftigt, hilft es mir, meine Gedanken niederzuschreiben, mich mit einer Vertrauensperson auszutauschen oder bei hartnäckigen Themen eine professionelle Beraterin aufzusuchen.

Bei Jesus, in Jesus, mit Jesus habe ich jederzeit Zugang zu diesem Frieden, egal wie die Umstände sind. Er schenkt mir die Ruhe, die ich dringend brauche.

Und als Drittes funktioniert ein Mensch optimal, wenn er im Spiel ist. Bei Kindern ist das sehr gut zu sehen; Spielen erdet sie, Spielen hilft ihnen, den Tag oder Situationen zu verarbeiten. Spielen heilt. Man weiß aus der Traumatherapie, dass traumatisierten Kindern dabei geholfen werden muss, das Spielen wieder zu lernen. Als sie der Gefahr ausgesetzt waren, konnten sie nicht mehr spielen, ständig waren sie in Alarmbereitschaft. Das Spiel friert dann quasi ein. Sie müssen aus diesem Habachtmodus erst wieder herauskommen.

Genauso müssen auch wir jeglichen Alarm beseitigen, wenn wir wieder spielen wollen. Das können Trennungsschmerz, Beziehungsstress und allgemeine Stressfaktoren sein. Mit »Spiel« ist nicht gemeint, dass man einen Erfolg oder ein Ergebnis erzielt, sondern das freie Spielen, wo es weder Richtig noch Falsch gibt, wo alles möglich ist. Beobachte ein Kind, das spielt, dann weißt du, was echtes Spiel ist! Spielen lohnt sich, es setzt Wachstum und Heilung frei!

Zugegeben finde ich diesen Bereich den schwierigsten von den dreien. Ich bin ein nachdenklicher, zielgerichteter Mensch und eher ernst als spielerisch. Immer wieder neu darf ich lernen, wie ich das Spiel als Erwachsene für mich entdecken und fördern kann, genauso auch für uns als Familie. Dazu gehören spontane, humorvolle Blödeleien in der Küche oder auch ein gemeinsames Tischtennisspiel nach Feierabend. Der Pokerspieler Doyle Brunson sagte: »Wir hören nicht auf zu spielen, weil wir alt werden, wir werden alt, wenn wir aufhören zu spielen.« Als Kind versuchte ich zum Beispiel bei einem karierten Plattenboden nur die dunklen Platten zu betreten. Kürzlich, als Reto und ich im Hotel übernachteten und er spätmorgens noch schlief, machte ich mir spontan ein Spiel daraus, mich möglichst leise für das Frühstück parat zu machen. Grundsätzlich gilt all das als Spiel, was sich leicht anfühlt, in meinem Fall ist das Ukulelespielen, Kreuzworträtsellösen oder mich kreativ im Garten zu entfalten. Wer Mühe hat, ins Spiel zu finden, kann sich von Kindern in ihr Spiel mitnehmen lassen. Wenn mein Sohn zum Beispiel auf einer kleinen Mauer balanciert, kann ich mich ja einfach mal anschließen.

Diese drei Bereiche schaue ich mir immer wieder an, wenn die Krise zuschlägt. Ich nehme sie als Gradmesser, wie es um mich und um uns steht. Das hilft mir, in die optimale Funktion zu finden, Resilienz zu entwickeln, in der Herausforderung widerstandsfähiger zu sein und nicht als gefühlloser Roboter einfach funktionieren zu müssen, sondern als Mensch in meiner ganzen Lebendigkeit kraftvoll zu sein.

Das heißt für mich, in der Krankheit, im Leid, in der Krise zu improvisieren – mich dem anzupassen, was nicht geht, was nicht möglich ist, aber nach neuen Wegen und anderen Türen Ausschau zu halten.

Die Krankheit lähmt natürlich, sie macht einiges unmöglich, ist hinderlich, bringt Unschönes in mir hervor und Themen, die ich nicht anschauen müsste, wenn alles einfach rundlaufen würde. Sie ist immer wieder Stolperstein, aber auch Sprungbrett. Wichtige Fragen finde ich dabei: Wie kann ich eine unangenehme Situation nutzen? Merke ich, wie Gott mich einlädt, näher an sein Herz zu kommen? Welches Goldnugget ist im Dreck verborgen?

Im Leid und Schmerz kommt ein verborgener Segen zum Vorschein. Ich behaupte nicht, dass die Krankheit ein Segen ist, aber Gott ist ein Gott, der immer segnet, er kann nicht anders, es ist sein Wesen. Täglich will ich mich unter seinen Segensstrom stellen. Bei der täglichen Dusche erinnere ich mich bewusst daran.

Wenn die Krankheit geht – ihm gehört alle Ehre!

Wenn die Krankheit bleibt – ihm gehört alle Ehre!

Er ändert sich nicht, wir uns hoffentlich schon.

Ich wünsche mir, durch die Krankheit barmherziger zu werden, näher zu Gott zu kommen, tiefer hinein in sein Reich, in sein Wort und in seine Liebe.

Mein persönliches Netzwerk

Mit der Zeit baute ich mir ein persönliches Netzwerk auf. Jeder von uns ist würdig, die Hilfe zu erfahren, die er braucht. Natürlich sind unsere Familien für uns eine sehr große Stütze. Viele Freunde und Bekannte beten regelmäßig für uns, sind auf verschiedene Weise ein Segen; dafür sind wir zutiefst dankbar und es macht einen großen Unterschied. Dass wir so viele wohlwollende Menschen um uns haben, stärkt uns. Es ist von unsagbarem Wert!

Manchmal ist die beste oder einzige Hilfe, die man bekommt, jedoch diejenige, für die man bezahlt. Ich gebe gern Geld für Seelsorge aus, wenn ich merke, dass es in meinem Herzen klemmt. Dort erfahre ich dann, im Gebet begleitet und angeleitet, wie Jesus mir liebevoll begegnet, meinen Glauben und Vertrauen in ihn neu stärkt und freisetzt. Wenn es in unserer Ehebeziehung oder im Familienleben Probleme gibt, dann suche ich Rat bei meiner Psychologin. Sie ist keine bekennende Christin, geht nicht regelmäßig in die Kirche und wir beten auch nicht zusammen. Doch sie ist ein absoluter Profi in ihrem Bereich und hilft mir, Licht in meine Beziehungsmuster zu bringen. Sie gibt mir die richtigen Werkzeuge in die Hand, die es braucht, damit ich mich in meiner Beziehungsfähigkeit entwickeln kann. Dank ihrer Hilfe sehe ich klarer, wo es Schutz braucht, wo Führung, wo Fürsorge, wo praktische Unterstützung. Das macht mich und auch unsere Familie stark, inmitten der schwächenden Krankheit.

Genauso gehen Reto und ich gemeinsam zur Ehetherapie. Wir nennen es humorvoll unser »Date«. Für andere Dates reicht die Kraft oft nicht, deshalb haben wir diese Therapiesitzungen zum etwas anderen Date erklärt. Obwohl wir viel gemeinsame Zeit zum Reden haben, stellt unsere Therapeutin uns Fragen, die uns gar nicht in den Sinn gekommen wären, einander zu stellen. Es ist sehr kraftvoll und wirkungsvoll, wenn wir hinterher gemeinsam die Dinge angehen, die wir besprochen haben. Diese Therapie-Dates fördern unser Miteinander, unsere Teamfähigkeit und unser Verständnis füreinander. Denn auch nach 21 Ehejahren denken wir ab und zu: »Wen habe ich da bloß geheiratet?!«

Mein Leben selbst gestalten

Was ich ebenfalls durch die Krankheit gelernt habe, ist, mein Leben bewusst zu gestalten und nicht einfach zu warten, was auf mich zukommt, um dann darauf zu reagieren. Da ich früher oft nicht wusste, was ich genau wollte, ließ ich einfach die Umstände entscheiden. So wurde ich wirklich gut darin, auf Situationen zu reagieren. Meistens machte ich mir keine großen Gedanken darüber, was es mich kostete. Dabei hatte ich oft das Gefühl, gelebt zu werden, anstatt zu leben. Gleichzeitig kam mir dieses »Selbstfürsorge-Getue« immer etwas egoistisch vor. Lange verstand ich nicht, dass ich anderen viel mehr Gutes tun kann, wenn ich mir auch selbst Gutes tue. Ich bin dann selbst aufgefüllt und kann großzügig weitergeben.

Mir selbst Gutes zu tun, bedeutet für mich unter anderem, meine Grenzen zu kennen und diese auch zu kommunizieren. Zu lernen zu sagen, was ich brauche, damit ich mich lebendig fühle und kraftvoll bleibe. Es liegt eine Gnade darin zu sein, wie Gott uns gemacht hat, was keinesfalls bedeutet, zu bleiben, wie man ist. Das heißt, dass ich mich dort entwickele, wo es von Gott her dran ist, aber dass ich mich auch so annehme und schätze, wie ich bin. Ich lerne, meine eigenen Entscheidungen nach bestem Wissen und Gewissen zu treffen, und übernehme dann auch die Verantwortung dafür – Fehler inklusive. Fehler zu machen bedeutet, dass ich etwas

Neues dazulernen kann, und nicht, dass ich eine Versagerin bin. Ich habe vielleicht versagt in einem Punkt, aber meine Identität gründet nicht im Versagen, sondern in der Liebe und den Zusagen Gottes. Das Leben lässt sich nun mal nur im Versuch leben, es zu leben, und nicht im Nichtstun, aus Angst vor Fehlern.

Retos Krankheit hat mich allgemein stärker gemacht. Ich habe mich besser kennengelernt, ich wurde selbstständiger und eigenständiger, ich gestalte mein Leben mehr als früher. Auch wenn ich nicht alles für mich allein entscheiden kann und dies auch nicht will. Ich will meine Familie weder übergehen noch links liegen lassen. Aber durch die gewonnene Stärke kann ich auch die Stärken unserer Familienmitglieder besser erkennen und fördern.

Unser gemeinsames Leben wurde um einiges ruhiger. Wir unternehmen viel weniger, meistens sind wir zu Hause. Die Krankheit hat unser Familienleben entschleunigt. Das ist schön und gleichzeitig auch immer wieder einmal traurig. Weil gewisse Dinge einfach nicht mehr möglich sind, die eine »normale« Familie vielleicht tun würde.

Ein anders starker Typ

Aus meiner Herkunftsfamilie kenne ich Männer, die körperlich viel leisten; die meisten waren Bauern, Handwerker, Mechaniker. Männer, die anpacken, Probleme lösen, Sprüche klopfen und alles reparieren können, die souverän und stark sind. Nie sind sie krank, oder nur sehr selten, und dann ist es überhaupt nicht schlimm. Einen Doktor brauchen sie sowieso nie.

Ich hatte als erwachsene Frau eine Phase, wo ich Filme mit starken, mutigen Polizisten mochte, die Menschen retten und brenzlige Situationen überstehen. Mit Feuerwehrmännern, die das mächtige

Feuer bezwingen und immer knapp dem Tod entkommen, weil sie so zäh, geschickt und stark sind. Gleichzeitig haben sie ein weiches Herz, Zugang zu ihren Gefühlen und können ihre Herzensdame immer wieder neu erobern. Hollywood eben.

Als ich Reto kennengelernt habe, entsprach er nicht dem Bild eines Mannes, den ich mir damals als Ehepartner ausgesucht hätte. Er war nicht braun gebrannt und dunkelhaarig, er war kein Polizist und er hatte auch kein Sixpack. Zudem war er nicht der souveräne Typ, der über allem stand. Er war irgendwie anders, er war irgendwie besser!

Er war lustig und kommunikativ. Er war schlaksig, er kränkelte oft. Er war gesellig, er sprengte seine eigenen Grenzen, alles war möglich. Wo er war, da war Stimmung, und ich dachte: »Mit dem wird mir nie langweilig.« Er war verspielt und doch fehlte die nötige Ernsthaftigkeit nicht. Wo er war, war immer etwas los. Mit ihm war immer für eine Überraschung gesorgt … Auf jeden Fall war er spannend. Wir redeten stundenlang, halfen zusammen in der Jugendarbeit mit und erlebten dort viel. Wir hatten beide eine große Leidenschaft für das Reich Gottes. Diese ist bis heute geblieben.

Das besondere an Reto war seine Begeisterung für Jesus und sein Wirken, seine Offenheit den Menschen gegenüber, seine Kommunikationsfähigkeit und wie er andere begeistern und motivieren konnte. Ich bewunderte seine Fähigkeit, an Menschen zu glauben und in ihnen zu sehen, was noch niemand sah. Oft überschätzte er sie total; er wurde von ihnen teils bitter enttäuscht, aber immer setzte es etwas in ihnen frei: mehr Leben, mehr Hoffnung, mehr Mut, mehr Freude, mehr von Gott. Darin ist er unglaublich gut. Verliebt habe ich mich in sein Herz, in sein Inneres, zumindest was ich damals davon gesehen oder erahnt habe. Wenn ich eine Krise habe, erinnere ich mich immer wieder daran, was ich damals so geliebt habe, als ich mich für ihn entschieden habe. Er ist immer noch derselbe heute, auch wenn die Umstände sich geändert haben, auch wenn der Körper durch das Alter langsam zerfallen wird, auch wenn die Krankheit den Körper verändert und teils sogar die Persönlichkeit.

Zugegeben, ich bin ein ästhetischer Typ. Ich wusste schon immer, dass das Alter eine Herausforderung für mich wird. Ich mag straffe Körper, ich mag gepflegte Leute, ich mag es schön, da geht mein Herz auf. Und im umgekehrten Fall verschließt es sich entsprechend. Das ist ein Übungsfeld für mich. »Schönheit liegt im Auge des Betrachters«, heißt es. Ich will neu lernen, Schönheit aus Gottes Sicht zu deuten.

Es ist für mich immer wieder aufs Neue eine Herausforderung, Reto beizustehen, wenn er »schwach« ist. Es verunsicherte mich zu Beginn der Krankheit, ihn anstatt souverän, kommunikativ und begeistert so zurückgezogen, depressiv, unmotiviert und kraftlos zu erleben. Ich musste lernen, ihn neu anzunehmen und auch darin die Schätze zu erkennen. Er war keine Stimmungsbombe mehr, aber verständnisvoller, gefühlvoller. Er war nicht mehr der unverbesserliche Optimist, er war teils verzweifelt und musste sich den echten, schwierigen Fragen des Lebens stellen. Das war befremdend für mich. Plötzlich brauchte er mich. Damit hatte ich nicht gerechnet. Wir beide lernten uns nochmals neu und anders kennen – und es wird bestimmt auch in Zukunft nicht langweilig mit ihm!

Im Ehe-Boot

Ich stelle mir manchmal vor, wie Reto und ich in einem Ruderboot auf einem weiten Bergsee sitzen, umgeben von Wäldern. Manchmal rudert der eine von uns und der andere hat ihm den Rücken zugekehrt und schaut gedankenverloren aufs Wasser. Manchmal rudern beide als Team in die gleiche Richtung, es geht vorwärts, es ist kraftvoll. Manchmal rudert keiner. Einer blickt ängstlich nach vorne, während der andere vielleicht zurückschaut und überlegt, ob die andere Richtung nicht doch die bessere gewesen wäre. Manchmal gibt es Zeiten, da treibt das Boot einfach irgendwohin und strandet dann am Ufer, und beiden ist es egal. Manchmal kauern wir in der Bootsmitte und wärmen uns gegenseitig …

Mir gefällt das Bild vom Boot – es ist ein schöner Vergleich für die Ehe, wenn auch natürlich kein vollständiger. Wir sitzen im selben Boot! Wir haben nicht immer dieselbe Blickrichtung oder dieselbe Position, aber wir sind zusammen: *Better together*! Die Hauptsache ist, dass wir zusammen im Boot sind.

Immer wieder können wir uns fragen: Was macht mein Partner gerade? Was braucht er wohl? Sollte ich ihn einfach schauen lassen? Ist es Zeit, ihn zu ermutigen, mit mir zu rudern? Ist es besser, das Ruder loszulassen und mich einfach zu ihm hinzusetzen? Was er wohl gerade sieht?

Oft fühlen wir uns trotz allem einsam mit diesen Fragen. Zum Beispiel, wenn der Partner unter Schmerzen leidet und wir ihm nicht wirklich helfen können. Darum geht es im nächsten Kapitel.

10

Wenn nur der Schmerz nicht wäre …

Denn was einmal war, ist für immer vorbei

> Some people gotta learn the hard way.
>
> *Aus dem Lied »The Hardway« von DC Talk*

> Sieh meinen Schmerz und meinen Kummer.
>
> *Psalm 25,18a*

Schmerz ist von Natur aus unangenehm und betrifft nicht nur einige wenige, sondern die ganze Menschheit. Wer sein Leben Gott anvertraut, Heilung erwartet und dann trotzdem schlimme, vielleicht sogar chronische Schmerzen aushalten muss, stellt verständlicherweise vieles infrage.

Mir persönlich geht es so, seit vielen Jahren plagen mich regelmäßig starke Schmerzen. Verschiedene Physiotherapeuten probierten, diese mit bescheidenem Erfolg zu lindern, bis mir ein Osteopath empfahl, ein Röntgenbild meiner Halswirbelsäule machen zu lassen. Beim nachfolgenden Gespräch mit einem Spezialisten kam endlich Licht in die Sache: Ich habe zwei Diskushernien und Osteochondrose. Kurz erklärt bedeutet das, dass zwei Bandscheiben stark abgenutzt sind und die Wirbel zusammenwachsen, um die Stützfunktion der Wirbelsäule weiterhin zu gewährleisten. Obwohl dies keine besonders gute Nachricht war, war ich erleichtert zu wissen, was los war, und den Grund für meine Beschwerden an Nacken, Armen und Händen zu kennen. Auch das CFS geht mit Schmerzen einher: grippeähnliche Glieder- und Muskelschmerzen sowie mühsame Ohrengeräusche bei Überanstrengung. Ich bin Schmerzen mittlerweile gewohnt und habe meine Strategien entwickelt, damit umzugehen. Zum Beispiel erhöht der regelmäßige Besuch beim Psychotherapeuten meine Schmerzgrenze. Doch manchmal bringt mich der Schmerz an meine Grenzen. Dann fühle ich mich überfordert und bin leicht reizbar.

Ein gesunder, grundsätzlich schmerzfreier Mensch hat oft Mühe, einer kranken Person mit chronischen Schmerzen nachzufühlen. Es ist ein großer Unterschied, ob das Kopfweh nach zwei, drei Tagen wieder verschwindet oder ob es einen konstant plagt.

Ich kann also aus eigener Erfahrung mit anderen Menschen mit chronischen Krankheiten mitfühlen. Allerdings habe ich keine Ahnung, wie es ist, unter ständigen Krebsschmerzen oder dem unvorstellbaren bleibenden Schmerz als Folge eines Unfalls zu leiden. Einer Person gegenüber, die so etwas durchmachen muss, fühle auch ich mich hilf- und ratlos ... Trotzdem probiere ich in diesem Kapitel, dem Schmerz etwas Gutes abzugewinnen. Denn ich bin überzeugt, dass Schmerz in unserer Wohlstandsgesellschaft einen viel zu schlechten Ruf hat und wir im Schmerz Gott begegnen können! Hierbei ist mir wichtig, klar zwischen drei Schmerzkategorien[31] zu unterscheiden:

Der chronische Schmerz: Diese Art von Schmerzgefühl scheint außer Kontrolle geraten. Der chronische Schmerz fühlt sich an wie eine tägliche Plage, wie die Hölle auf Erden. Er lässt uns nicht einschlafen und weckt uns dann wieder auf. Er lenkt ab, zieht unsere Aufmerksamkeit auf sich und raubt unsere Kräfte. Menschen mit chronischen Schmerzen können ein »Schmerzgedächtnis« entwickeln: Der Schmerz nistet sich im Hirn ein, manipuliert jede Empfindung und verstärkt die Schmerzimpulse, sodass die Schmerzgrenze immer tiefer sinkt und man immer weniger aushält. Ein Teufelskreis! Was ist Gottes Antwort darauf?

Der Überlastungsschmerz: Dieses Signal dient zu unserem Schutz. Es setzt ein, sobald ein überlasteter Teil des Körpers zu lange im roten Bereich ist. Ähnlich wie man beim Auto bei voller Fahrt im kleinsten Gang vom Gas runtermuss, um einen Motorschaden zu vermeiden, scheint der Überlastungsschmerz »Runter vom Gas!« zu rufen. Wenn der Kopf dies allerdings ignoriert und dem Körper noch mehr abverlangt, droht ein Schaden! Eine üble Entzündung, ein Hexenschuss oder Ähnliches können folgen.

Der Alarmschmerz: Diese Kategorie betrifft den grundsätzlich gesunden Menschen, der sich ab und zu wehtut. Dieser Schmerz ist ein vorübergehender Impuls, manchmal stärker, manchmal schwächer. Er entsteht, wenn wir krank sind, durch einen Unfall oder bei einer falschen Bewegung. Dabei ist er nur vorübergehend und klingt mit der Zeit wieder ab. Auch dieser Schmerz gehört wohl oder übel zum Leben und hat einen viel zu schlechten Ruf, denn er kann uns weiterbringen. Zum Beispiel lernen wir nie wieder so viel in so kurzer Zeit wie im Kleinkindalter. Und nie wieder haben wir in so kurzer Zeit so viel Alarmschmerz zu ertragen! Hast du als Kind trotz Warnung die heiße Herdplatte berührt? Auf diese Weise lehrt uns Schmerz eine wichtige Lektion fürs Leben. Das besingt die Band *DC Talk* in ihrem alten Song *The Hardway*:

Some people gotta learn the hard way.
I guess I'm the kind of guy that has to find out for myself.
I had to learn the hard way, Father,
I'm on my knees and I'm cryin' for help.

Schmerz kann ein harter, konsequenter Lehrer sein! Wer seine Lektionen ernst nimmt, wird beim nächsten Mal weiser sein und auf einen anderen, angenehmeren Lehrer hören: auf die liebevolle, aber klare Warnung des Erziehungsberechtigten. Oder auch auf die leise Stimme des Heiligen Geistes, die klar und deutlich durch die Bibel zu uns spricht.

Wer durch schmerzhafte Erfahrungen lernt, den Rat weiser Menschen oder die Wahrheiten der Bibel ernst zu nehmen, der erlebt eine Veränderung seiner selbst. Ich bin daher überzeugt: Schmerz hat förderndes Potenzial und kann zu unserer Persönlichkeitsentwicklung beitragen. Folgende Bibelstellen sollen dazu inspirieren, Schmerz in einem charakterformenden Licht zu sehen:

Schmerz kann zu Gottvertrauen führen.

Liebe Freunde, ihr sollt wissen, welche Schwierigkeiten wir in der Provinz Asien aushalten mussten. Wir haben wirklich Vernichtendes erlebt, sodass wir schon glaubten, nicht mit dem Leben davonzukommen. Wir haben dem Tod ins Gesicht gesehen. Doch auf diese Weise haben wir gelernt, nicht auf uns selbst zu vertrauen, sondern auf Gott, der die Toten auferweckt.
2. Korinther 1,8-9

Schmerz kann unsere Lebenseinstellung prägen.

Mein Wunsch ist es, Christus zu erkennen und die mächtige Kraft, die ihn von den Toten auferweckte, am eigenen Leib zu erfahren. Ich möchte lernen, was es heißt, mit ihm zu leiden, indem ich an seinem Tod teilhabe, damit auch ich eines Tages von den Toten auferweckt werde!
Philipper 3,10-11

Schmerz kann uns Gehorsam lehren.

Obwohl Jesus der Sohn Gottes war, lernte er doch durch sein Leiden, gehorsam zu sein.
Hebräer 5,8

Schmerz kann uns geduldig machen.

Denn wir schätzen jene glücklich, die im Leiden durchgehalten haben. Ihr kennt die Geduld Hiobs und wisst, wie der Herr alles zu einem guten Ende führte, denn er ist voll Mitgefühl und Barmherzigkeit.
Jakobus 5,11

Leidensbereitschaft kann zum Sieg über Sünde führen.

Da Christus also körperlich gelitten hat, sollt auch ihr euch diese Haltung zum Vorbild nehmen und ebenfalls bereit sein zu leiden. Denn wenn ihr bereit seid, für Christus zu leiden, habt ihr euch gegen die Sünde entschieden.
1. Petrus 4,1

Schmerz kann mich mit anderen Christen verbinden.

Ihm (dem Teufel) sollt ihr durch euren festen Glauben widerstehen. Macht euch bewusst, dass alle Gläubigen in der Welt diese Leiden durchmachen.
1. Petrus 5,9

Schmerz kann auf die Ewigkeit hinweisen.

Gott hat euch in seiner Gnade durch Christus zu seiner ewigen Herrlichkeit berufen. Nachdem ihr eine Weile gelitten habt, wird er euch aufbauen, stärken und kräftigen; und er wird euch auf festen Grund stellen.
1. Petrus 5,10

Schmerz ist also nicht per se schlecht, sondern zum Teil sogar wichtig! Es wäre verheerend, wenn es ihn nicht gäbe ... Findest du diese Aussage übertrieben? Dr. Paul W. Brand ging noch weiter in seiner Überzeugung: »Danken Sie Gott, dass er den Schmerz erfunden hat! Ich denke, er hätte nichts besser tun können. Schmerz ist etwas Wunderbares.«[32]

Dr. Brand war Arzt und Pionier in der Schmerzforschung, er darf das also sagen. Seine Erkenntnisse brachten ihn zur Überzeugung, dass unser Schmerzsystem so genial und ausgeklügelt ist, dass es von Gott selbst erdacht sein muss. Es besteht aus seiner Sicht keine Möglichkeit, dass es durch einen dummen Zufall Teil unserer Körper wurde. Dr. Brand nennt ein Leben ohne Schmerz »die Hölle auf Erden«. Zu dieser Erkenntnis kam er auch aufgrund seiner Arbeit unter Leprakranken. Die weitverbreitete Überzeugung ist, dass Lepra zu Geschwüren und dann zu Fäulnis am Körper führt. Doch Dr. Brand entdeckte, dass diese Symptome eigentlich das Resultat von etwas anderem – nämlich der Abwesenheit von Schmerz – sind. Lepra ist entgegen der weitläufigen Auffassung in erster Linie eine Nervenkrankheit. Dabei sterben die Nerven ab und die Gefäße – Arterien und Venen – verstopfen durch eine Verdickung des Blutes. Die Betroffenen verlieren meist das Gefühl für Kälte, Wärme und auch Schmerz. Ohne Behandlung verletzen sich die Patienten oft unbemerkt und infizieren sich über die Wunden mit lebensgefährlichen Krankheiten wie zum Beispiel Tetanus.[33]

Ein schmerzfreies Leben auf diesem Planeten ist also alles andere als der Himmel auf Erden! Wir brauchen den Schmerz, wenn wir nicht die Hölle durchmachen wollen. Die Hölle zeichnet sich hauptsächlich durch die Abwesenheit Gottes aus. Gott muss also im Schmerz zu finden sein.

Jesus schenkt das Schmerzempfinden zurück

Kennst du den biblischen Bericht, in dem Jesus zehn an Aussatz Erkrankte heilte und nur einer von ihnen zurückkam, um sich bei ihm zu bedanken (Lukas 17,11-19)? Mir geht es an dieser Stelle nicht um den einen, der vor dem Messias aus Dankbarkeit auf die Knie fiel, sondern um alle zehn. Denn die Heilung eines Menschen, der damals unter dieser Nervenkrankheit litt, ist aus Sicht des Betroffenen aus mehreren Gründen bemerkenswert: Zum einen war er als Leprakranker von der Gesellschaft ausgeschlossen (3. Mose 13,46) – als Geheilter konnte er wieder am gesellschaftlichen Leben teilhaben, bei seiner Familie sein, in die Synagoge gehen, Feste feiern. Zum anderen gab Jesus diesen zehn auch ihr natürliches Schmerzempfinden zurück. So konnten sie als Gesunde wieder alles spüren, was sie während ihrer Krankheit vermisst hatten: die Umarmung ihrer Kinder wie auch den Kieselstein in der Sandale, der früher auf einem längeren Fußmarsch unbemerkt eine große Wunde verursacht hätte. Wären diese zehn geheilten Männer jetzt hier, würden sie sicher ein Loblied für den Messias anstimmen und ihm wahrscheinlich sogar für das Geschenk des Schmerzes danken.

Dass Schmerz ein Geschenk ist, das zwar niemand will, wir aber alle unbedingt brauchen, glaubt auch ein Freund von Dr. Brand namens Philip Yancey. Er schreibt:

> Schmerz ist grundsätzlich unangenehm. So unangenehm, dass er uns zwingt, unsere Finger vom Ofen wegzunehmen. Doch gerade dadurch werden wir vor der Zerstörung bewahrt. Wenn das Warnsignal keine Reaktion fordern würde, würden wir es wahrscheinlich gar nicht beachten.
> Der Schmerz ist also nicht Gottes großer Irrtum, sondern eher ein Geschenk – ein Geschenk, das niemand will. Der Schmerz sollte, mehr als irgendetwas anderes, als ein Kommunikationsnetz gesehen werden, das unseren Körper ver-

bindet und die einzelnen Glieder beschützt. Und alles dient zu unserem Besten. Ich sage nicht, dass jeder Schmerz gut sei. Manchmal ist er so schlimm, dass er das Leben fast unerträglich macht. Aber selbst dann warnt er normalerweise vor einer ernsten Krankheit.

Zu oft werden wir durch starke Schmerzen so erschüttert, dass wir ihren Wert nicht erkennen. Wenn ich mir den Arm gebrochen habe und pfundweise Aspirin schlucke, um den Schmerz zu betäuben, vergesse ich, für den Schmerz dankbar zu sein. Aber in diesem Augenblick warnt mein Körper vor der Gefahr und mobilisiert in der Umgebung der Wunde einen Schutz gegen die Infektion und hindert mich daran, die Verletzung zu verschlimmern. Der Schmerz fordert die Aufmerksamkeit, die zu meiner Genesung dringend erforderlich ist.[34]

Es scheint, als müssten wir umdenken und Schmerz in einem neuen, göttlichen Licht erkennen. Spürst du hier einen Widerstand? Vielleicht, weil Schmerz in deiner Bewertung in direktem Zusammenhang mit Strafe steht? Wurden dir von deinen Erziehungsberechtigten Schmerzen zugefügt? Körperstrafen (und somit auch durch Autoritätspersonen zugefügter Schmerz) sind zutiefst unchristlich! Ich hoffe, du kannst diese Vergangenheit zurücklassen und Gott neu erleben. Denn Gott hat Schmerz nicht als Strafe gedacht, sondern zu unserem Schutz!

»Doch du, Herr, umgibst mich mit deinem Schutz, du bist meine Ehre und richtest mich auf« (Psalm 3,4) – wer mit dieser Perspektive lebt, ist nicht im ständigen Kampf gegen den Schmerz, sondern …

- fragt sich, was der Schmerz ihm zeigen will.
- sieht in ihm eine Hilfe zur Persönlichkeitsentwicklung.
- akzeptiert die körperlichen Grenzen, die der Schmerz ihm setzt.
- sieht im Schmerz keinen Feind, sondern einen Diener.

Lebendig im Schmerz

Dass sich gewisse Menschen von Extremsportarten wie Fallschirmspringen, Bungee-Jumping, Mountainbike Downhill etc. angezogen fühlen, zeigt uns, dass Schmerz und Lebendigkeit in Zusammenhang stehen. Die Nähe zum Tod scheint Leben zu wecken. Mitte dreißig hatte ich einen Mountainbikeunfall und musste an den Hüften mehrfach genäht werden. In der Notaufnahme hatte der Arzt leider keine Zeit zu warten, bis die lokale Betäubung wirkte, und so musste ich die Nadelstiche tapfer ertragen. Es war schlimm und gleichzeitig fühlte ich mich so lebendig wie schon lange nicht mehr.

Wir Männer erzählen uns gerne solche Erlebnisse. Auch der Hunger im Bauch, der uns aggressiv werden lässt, führt uns unsere Lebendigkeit vor Augen – manchmal haben wir so starken Hunger, dass es wehtut! Oder der Hammerschlag am Ziel vorbei auf den Daumen – »Ich leide, also bin ich!«. Aber eigentlich sind Frauen viel besser darin, Schmerzen zu ertragen: Der Geburtsschmerz der werdenden Mutter ist ein eindrückliches Beispiel dafür, wie Schmerz und Leben zusammengehören. Wo Schmerzen sind, kann neues Leben entstehen.

Nahe am Abgrund, da, wo der Tod nicht weit ist, wird das Leben so real wie sonst selten. Schmerz kann uns an bislang unbekannte Grenzen führen und uns diese körperlich erlebbar aufzeigen. Schmerz fragt nicht zuerst um Erlaubnis: Manchmal kommt er langsam und man kann sich auf die bevorstehende Grenzerfahrung vorbereiten. Andere Male überrascht er und kommt plötzlich in Form einer Krankheit oder eines Unfalls.

Interessanterweise sagt das Wort »Schmerz« zunächst nichts darüber aus, ob er körperlicher oder seelischer Art ist. Auf beiden Ebenen ist er real. Nicht selten führt der körperliche zu seelischem Schmerz, und umgekehrt beginnt der Körper wehzutun, wenn die

Seele leidet. So oder so können uns schmerzhafte Erfahrungen wichtige Fragen stellen:

- Was geht in mir vor, wenn ich mich komplett ausgeliefert fühle?
- Kann ich Gott auch im Leiden nahe sein?
- Bin ich bereit, alles loszulassen und Gott zu vertrauen?
- Wer bin ich, wenn ich nichts mehr zu geben habe?

Schmerzen können zu Grenzerfahrungen werden, wo wir nicht mehr weiterwissen. Gleichzeitig können sie Positives bewirken, indem wir Gottes Gnade an uns neu erleben, zum Beispiel auch durch unsere Mitmenschen. Darum bieten sie die Chance, den Lebenshorizont zu erweitern, zu wahrer Demut zu finden und sich von Gott und Mitmenschen dienen zu lassen. Ich bin fest davon überzeugt, dass Jesus dir in Zeiten des Schmerzes begegnen möchte!

Wo ist Jesus im Schmerz?

Der Glaube an Jesus Christus, die Beziehung zu ihm, ist unter den Religionen einzigartig! Während im Römischen Reich zur Zeit Jesu die griechischen Götter für Kraft, Gesundheit, Sexualität, Naturgewalten und ausschweifendes Leben standen, wählte Jesus den Weg der Schwäche, des Schmerzes und des Todes. Er setzte einen Kontrapunkt, der auch heute noch im krassen Gegensatz zur Kultur von »Höher, weiter, schneller, besser!« steht: Die vom Gottessohn erlittenen Schmerzen sind unser Weg zur Erlösung. Sein Tod ist das stellvertretende Opfer und seine Auferstehung ist unser Leben.

Die Situation rund um die Kreuzigung gibt uns ein gutes Bild von Gottes Nähe in unserer menschlichen Schwäche. Wir erkennen darin, dass Gott uns in Schmerz und Leid mit seiner Gegenwart überraschen kann. So lesen wir, dass Jesus am Kreuz noch einmal aufschrie, bevor er starb. Was dann folgte, ist Material für einen Kinofilm: Der Vorhang im Tempel zerriss in zwei Teile, die Erde bebte, Felsen zerbarsten, Gräber öffneten sich und … die Leiber vieler gottesfürchtiger Männer und Frauen, die schon längst verstorben waren, wurden von den Toten auferweckt. Nachdem Jesus auferstanden war, verließen sie die Gräber, gingen in die Heilige Stadt Jerusalem und erschienen dort vielen Menschen (Matthäus 27,52-53).

Erwartungsgemäß sollte die Geschichte von Jesus mit seiner Kreuzigung enden. Eben so, wie man es von einem Hochstapler am Ende seines Lebens erwartet. Die Beteiligten gingen davon aus, dass Schwäche, Schmerz und Tod gemäß der griechischen Mythologie keine göttlichen Attribute waren. Aber diesem Spektakel beizuwohnen und die Realität des lebendigen Gottes der Juden auf diese Weise zu erleben, muss überwältigend gewesen sein. Lass dich von Gott überraschen, genauso wie die Zeitgenossen Jesu von ihm überrascht wurden!

> Den römischen Offizier und die anderen Soldaten, die ihn gekreuzigt hatten, überkam Todesangst bei dem Erdbeben und den anderen Ereignissen. Sie sagten: »Es stimmt, das war wirklich der Sohn Gottes!«
> *Matthäus 27,54*

Schmerz in der Bibel

Es fasziniert mich immer wieder, wie ehrlich die Bibel auch von schwierigen Situationen berichtet. Sie ist keine Sammlung von Heldentaten, Wundern und permanenter Herrlichkeit, sondern beinhaltet genauso den Schmerz, das Leiden und die vielen Probleme dieser Welt.

Die hebräischen und griechischen Wörter des Alten und Neuen Testaments, die zum Beispiel die Lutherbibel mit »Schmerz« ins Deutsche übersetzt, bezeichnen körperliche und seelische Schmerzen gleichermaßen. Wir lesen vom großen König David, einem »Mann nach Gottes Herzen«, der unter kaum auszuhaltenden Schmerzen litt (Psalm 39,3). Dann ist da Hiob, der trotz seines gottgefälligen Lebens unbeschreibliche Leiden zu ertragen hatte (Hiob 30,17). Und Paulus litt sowohl innerlich als auch körperlich viel (2. Korinther 11,24; Römer 9,2).

Das erste Mal lesen wir bereits im dritten Kapitel des ersten Buchs Mose von Schmerz, genauer vom Geburtsschmerz der Frau. Dieser wird als direkte Konsequenz der Trennung zwischen Mensch und Gott beschrieben. Bis dahin kannte der Mensch nur das Gute, er war wie ein Kind – aufrichtig, rein, vertrauensvoll. Doch durch den Vertrauensbruch, der im Verzehr der verbotenen Frucht sichtbar wurde, wurde der Mensch wie Gott, blieb gleichzeitig jedoch menschlich. Er wurde erwachsen – misstrauisch, egoistisch, unabhängig!

> Dann sprach Gott, der Herr: »Der Mensch ist geworden wie einer von uns, er kennt sowohl das Gute als auch das Böse. Nicht dass er etwa noch die Früchte vom Baum des Lebens pflückt und isst! Dann würde er ja für immer leben!« Deshalb schickte Gott, der Herr, Adam und seine Frau aus dem Garten Eden fort.
>
> *1. Mose 3,22-23*

Viele empfinden das Leben als »Hölle auf Erden«, was ich gut verstehe. Würden wir ewig leben, wären wir in dieser gefallenen Welt gefangen und auf ewig der Krankheit, dem Schmerz und allem anderen Leid ausgesetzt.

Gott sei Dank, hat er dies verhindert!

Gott sei Dank, hat er uns aus dem Paradies fortgeschickt und es uns verunmöglicht, auch noch vom Baum des Lebens zu essen!

Gott sei Dank, ist somit unser Leid zeitlich begrenzt!

Gott sei Dank, hat er uns eine zweite Chance gegeben: Jesus, der uns von unserer Schuld reinigt und uns so auf ein ewiges Leben vorbereitet!

> »Siehe, die Wohnung Gottes ist nun bei den Menschen! Er wird bei ihnen wohnen und sie werden sein Volk sein und Gott selbst wird bei ihnen sein. Er wird alle ihre Tränen abwischen, und es wird keinen Tod und keine Trauer und kein Weinen und keinen Schmerz mehr geben. Denn die erste Welt mit ihrem ganzen Unheil ist für immer vergangen.« Und der, der auf dem Thron saß, sagte: »Ja, ich mache alles neu!«
>
> *Offenbarung 21,3-5*

Jesus, der Schmerzensmann[35]

Der Begriff »Schmerzensmann« bezeichnet ein Andachtsbild des leidenden Christus mit all seinen Wunden. Unser Messias ist hier nicht als der siegreiche Herrscher über Himmel und Erde dargestellt, sondern als einer von uns – verwundet und leidend. Es ist das Bild des unter seelischen und körperlichen Schmerzen leidenden Christus, nicht am Kreuz hängend, sondern stehend. Alle Wunden der Kreuzigung sowie die Verletzung an seiner Seite, die ihm ein römischer Soldat zufügte, sind deutlich sichtbar.

Es ist ein Bild für dich und mich: Jesus auf Augenhöhe. Er lädt uns ein, über seine Leiden nachzudenken und ihn in unseren Schmerz einzuladen. Er weiß, wie wir uns fühlen, er kennt unsere Zweifel, unsere Ängste, er spürt unseren Schmerz und unsere Verzweiflung. Das Bild dient aber auch als ein Fenster, durch das wir schauen können: Wenn wir hindurchblicken, schöpfen wir Hoffnung. Denn wir sehen nun ebenso den Auferstandenen, der unsere Zukunft in seinen Händen hält! Er kennt unsere zukünftige Freude, wenn alles Weltliche von uns abfallen wird. Er sieht uns dort, wo wir vollständig geheilt seine Umarmung genießen werden.

> Er wurde verachtet und von den Menschen abgelehnt – ein Mann der Schmerzen, mit Krankheit vertraut, jemand, vor dem man sein Gesicht verbirgt. Er war verachtet und bedeutete uns nichts.
> *Jesaja 53,3*

Jesus ist uns vorangegangen, nicht nur im Sonnenschein, sondern auch im Leiden. Das bedeutet nicht, dass die Gesetzmäßigkeiten der Welt (wie etwa Schmerz und Krankheit) außer Kraft gesetzt wurden, sondern dass wir mit Gottes Unterstützung im Leid rechnen können und dass wir uns auf eine schmerzlose Ewigkeit freuen dürfen!

Die Leiden unseres himmlischen Vaters

Gott offenbart sich nicht nur als der siegreiche, triumphierende Gott, sondern auch als gefühlvoll und verletzlich. Ohne den Leser zu schonen, berichtet die Bibel auch von Gottes Schmerz: Unser himmlischer Vater mutet uns die ganze, ungefärbte Wahrheit zu: »Da reute es den HERRN, auf der Erde den Menschen gemacht zu haben, und es tat seinem Herzen weh« (1. Mose 6,6; EÜ).

Gott litt unter der Bosheit seiner eigenen Schöpfung. Gut möglich, dass es ihm heute noch immer so geht, wenn er unsere Gesellschaft sieht. Denn es scheint ihm nichts anderes mehr Schmerzen zu bereiten als die Bosheit, der Trotz und die Widerspenstigkeit des Menschen gegen ihn (Psalm 78,40; Jesaja 63,10). Wenn wir an die Zuverlässigkeit der Bibel glauben, können wir also mit Gewissheit sagen, dass auch der Allmächtige mit Schmerz konfrontiert ist. Gott der Vater leidet genauso wie sein Sohn Jesus.

Heißt das nun, dass wir unsere Schmerzen einfach still ertragen sollen, weil Gott auch leidet? Das glaube ich aus verschiedenen Gründen nicht! Einerseits, weil es in der Bibel dazugehört, Schmerz auszudrücken und nicht einfach herunterzuschlucken: Von 150 Psalmen sind mehr als die Hälfte Klagepsalmen. Andererseits ist die Existenz des Heiligen Geistes eine deutliche Bestätigung, dass wir mit unserem Schmerz zu ihm kommen sollen, um Trost zu empfangen.

Der Heilige Geist, unser Tröster

Dass es den Geist Gottes gibt und wir Menschen ihn real erleben können, ist ein klarer Beweis dafür, dass Gott unsere Leiden sehr ernst nimmt. Der Heilige Geist ist Gott in uns und er hat verschiedene Rollen. Eine davon ist, uns beizustehen und uns zu trösten. Genauso wie die liebevolle Umarmung eines Vaters dem Kind Trost schenkt, will Gott uns mit seinem Geist nahe sein und uns trösten. Das griechische Wort für den Heiligen Geist ist *parakletos* und bedeutet Tröster, Ratgeber, Ermutiger oder Anwalt. Das sind alles Eigenschaften eines kümmernden Vaters, der seinen Kindern Schmerz und Leid zwar nicht ersparen kann, ihnen aber darin nahe sein will und Trost spendet. Bevor Jesus diese Erde verlassen hat, kündigte er die Ankunft des Heiligen Geistes mit diesen Worten an:

Ich sage euch aber die Wahrheit: Es ist das Beste für euch, dass ich fortgehe, denn wenn ich nicht gehe, wird der Ratgeber nicht kommen. Wenn ich jedoch fortgehe, wird er kommen, denn ich werde ihn zu euch senden.
Johannes 16,7

Jesus war während seiner Zeit auf der Erde an seinen menschlichen Körper gebunden – er konnte jeweils nur an einem Ort sein, nicht an mehreren gleichzeitig. Gottes Geist hingegen kann gleichzeitig dich und mich trösten, genauso wie alle anderen Menschen, die seinen Trost brauchen und seine Nähe suchen. Diese himmlische Umarmung, dieser göttliche Trost, ist real und seine Auswirkungen sind viel weitreichender als die bloße Abwesenheit von Schmerz. Das macht der Evangelist Johannes deutlich:

Doch wenn der Vater den Ratgeber als meinen Stellvertreter schickt – und damit meine ich den Heiligen Geist –, wird er euch alles lehren und euch an alles erinnern, was ich euch gesagt habe. Ich lasse euch ein Geschenk zurück – meinen Frieden. Und der Friede, den ich schenke, ist nicht wie der Friede, den die Welt gibt. Deshalb sorgt euch nicht und habt keine Angst. Denkt an das, was ich euch gesagt habe: Ich gehe fort, aber ich werde wieder zu euch kommen. Wenn ihr mich wirklich lieb habt, freut ihr euch für mich, weil ich jetzt zum Vater gehen darf, der größer ist als ich.
Johannes 14,26-28

Gottes Frieden in uns und unser Friede mit Gott ist wichtiger als die Abwesenheit von Schmerz. In der Bibel wird vom *shalom* gesprochen, womit ein allumfassender Zustand des Friedens gemeint ist. Wilhelm Genesius führt aus: »Im Alten Testament (Tanach) wird Schalom als ›Zustand, der keine unerfüllten Wünsche offen lässt‹ beschrieben.«[36] Dieser Schalom kommt in unser Leben, wenn wir vertrauensvoll zu Gott umkehren und uns für eine Umarmung des Heiligen Geistes öffnen. Den perfekten Schalom werden wir allerdings erst im Himmelreich erleben. Dann, wenn Gott selbst unsere Tränen abwischen und unseren Schmerz auslöschen wird. Das ist unsere Hoffnung, an die der Geist Gottes uns immer wieder erinnert!

> Er wird alle ihre Tränen abwischen, und es wird keinen Tod und keine Trauer und kein Weinen und keinen Schmerz mehr geben. Denn die erste Welt mit ihrem ganzen Unheil ist für immer vergangen.
> *Offenbarung 21,4*

Gott wird den Schmerz eliminieren und er wird unsere Tränen abwischen! Warum es in der Zeit bis dahin noch wichtig ist, die eine oder andere Träne zu vergießen, und wie man auch ohne Tränen weinen kann, darüber schreibe ich im nächsten Kapitel.

11

Mit Gott ist alles möglich

Diese Mauer ist kein Hindernis

> Death is not the end, you are, you are (Jesus). Sickness is not my story, you are, you are. Fear is not my future, you are!
> *Aus dem Lied »Fear is not my Future« von Brandon Lake & Chandler Moore*

> Mit dir kann ich ganze Armeen zerschlagen, mit dir überwinde ich jede Mauer.
> *Psalm 18,30*

Diesen Vers aus Psalm 18 schrieb David – ein Mann, der viele Höhen und wahrscheinlich noch mehr Tiefen mit Gott durchmachte: David war Schafhirte und wurde später König über Gottes Volk. Er war mächtig und regierte, hatte aber auch Angst und wurde verfolgt. Er versteckte sich in Höhlen und lebte in Palästen, er wurde verehrt und auch verraten. Und immer suchte er im Gebet den Allmächtigen! Als er schwach war, konnte er mit Gottes Hilfe Mauern überwinden: In Psalm 18 ehrt David unseren mächtigen Gott also für einen Sieg, den er nur ihm zuschreibt.

Auch uns stehen Mauern im Weg. In meinem Fall mehr als nur eine. Teilweise sind es beängstigend mächtige Mauern. Wenn ich vor einer von ihnen stehe, probiere ich an den »Gott Davids« zu denken – an unseren Gott! Der hoffnungsspendende Ausspruch Davids in Psalm 18 gilt auch uns. Wir können mit Gott Mauern überwinden!

Eine Mauer kann unterschiedlich aussehen. Es gibt unter anderem zwei mögliche Mauerarten, die im biblischen Zusammenhang Sinn machen:

Die Feldabgrenzung: Diese Mauer war durchschnittlich einen Meter hoch und hatte vorwiegend die Funktion, bestehende Grenzen sichtbar zu machen, um den gegenseitigen Frieden zu bewahren. Sie sorgte für soziale Stabilität, denn sie zeigte jedem, wo ein Gebiet begann und wo es aufhörte. Wer mit Gott eine solche Mauer überwinden möchte, der will entweder seine eigenen Grenzen erweitern oder neues bzw. fremdes Gebiet erkunden oder sogar einnehmen.

Der Schutzwall: Zur Zeit Davids dienten solche Mauern zum Schutz von Siedlungen und Städten. Sie waren zwei bis vier Meter dick und dementsprechend hoch. Ein Bericht über den Bau eines zweiten Schutzwalls um Jerusalem in 2. Chronik 33,14 nennt keine konkrete Mauerhöhe, spricht aber von einer »sehr hohen Mauer«. Obwohl also eine Maßnahme für Sicherheit und Schutz können Schutzwälle auf gewisse Personen einengend und wie ein Gefängnis wirken. Wer also mit Gott diese Mauer überwinden möchte, der sucht entweder Schutz oder will im Gegenteil dazu ausbrechen – je nachdem, von welcher Seite er auf die Mauer trifft.

Ich finde es entscheidend, dass wir Christen diese beiden Mauertypen kennen und unterscheiden können. Denn es gibt verschiedene mögliche Szenarien, mit einem Hindernis umzugehen: Überwinde ich …

- eine Feldabgrenzung, um mit Gott Neues zu entdecken? Oder um mein eigenes Gebiet zu erweitern, gegebenenfalls mit Gewalt?
- einen Schutzwall, um den Feind anzugreifen und aus der befestigten Stadt zu jagen? Oder will ich die hohen Mauern überwinden, weil ich mich darin gefangen fühle?

Da Mauern nicht zufällig irgendwo rumstehen, sondern bewusst zu einem bestimmten Zweck errichtet wurden, sollten wir uns selbst prüfen, warum wir sie denn überhaupt überwinden wollen. Ist es ein Schutzwall oder eine Feldabgrenzung? Und warum könnte sie da stehen? Was ist meine Motivation, diese Mauer zu überwinden? Gibt Gott sein »Go!« die Mauer zu überwinden? Sagt er: »Warte!«, oder vielleicht sogar: »Stopp!«?

Selbst errichtete Mauern

Dass für Gott alles möglich ist, war schon immer eine meiner Grundüberzeugungen. Einige nennen dies »Glaube«, andere belächeln es als »Naivität«. So oder so: Es fällt mir meist nicht schwer zu glauben, dass Gott alles jederzeit möglich ist – hat er doch das ganze Universum, unseren Planeten und uns Menschen kreiert. Zu jedem Zeitpunkt habe ich geglaubt und glaube es immer noch, dass Gott mich im Handumdrehen vollständig wiederherstellen kann.

Aber ich habe meinen Beitrag zur Wiederherstellung in der Vergangenheit immer zu gering eingeschätzt und war später überrascht, wie viel ich effektiv dazu beitragen kann. Und auch beitragen soll! Denn mir wurde beigebracht, dass unser menschliches Zutun im Verhältnis zu Gottes Anteil nur einem Minimum entspricht. So hörte ich immer wieder Sätze wie: »Du musst nur ein Prozent beitragen und Gott wird den Rest tun. Kümmere dich zu 100 Prozent um dein 1 Prozent, dann wird Gott seine 99 Prozent hinzutun!« Diese Aussage ist einerseits komfortabel, denn wer so stark auf Gott angewiesen ist, muss nur sehr wenig selbst tun. Andererseits finde ich sie auch gefährlich, weil sie entmündigend wirken kann, sodass jemand seinen eigenen Beitrag viel zu gering schätzt und passiv wird.

Vielleicht deutest du diese Gleichung anders? Auf mich wirkte sie ernüchternd und gleichzeitig belastend. Ernüchternd, weil ich mich mit einem nur einprozentigen Anteil an der Lösung des Problems machtlos und Gott ausgeliefert fühlte. Belastend, weil ich mich herausgefordert sah, mit nur einem einprozentigen Beitrag einen möglichst weitreichenden Effekt herbeizuführen.

Heute würde ich sagen, dass diese Behauptung nicht stimmt. Denn wir können sowohl *an* wie auch *in* der Situation einiges verändern, bevor wir an unsere Grenzen stoßen! Wenn wir dann an unseren Grenzen angekommen sind, ist es allerdings wichtig, diese auch anzuerkennen und entsprechend zu reagieren.

Für mich bedeutete dies zum Beispiel, die Hilfe einer Psychologin in Anspruch zu nehmen. Mein Arzt hatte sie mir empfohlen und ich muss ehrlich sagen, dass ich ihr anfangs kritisch begegnete. Denn aus irgendwelchen Gründen war ich der Überzeugung, dass nur Christen mir wirklich helfen könnten. »Menschen, die nicht an Gott glauben, sind auf weltliche und somit sehr limitierte Mittel beschränkt«, lautete mein Vorurteil. Dass es wichtig war, für mein Innenleben Sorge zu tragen, war mir schon länger bewusst. Aber ich suchte mir jeweils Hilfe in christlichen Kreisen – ich wollte nicht jemandem meine tiefsten Nöte anvertrauen, mit dem ich dann am Ende der Sitzung nicht beten konnte. Zusätzlich wurde meine negative Einstellung dadurch bestärkt, dass ich von verschiedenen Seiten schlechte Feedbacks über »professionelle Beratung« bekam. Die Wahl eines Psychologen schien mir einer Lotterie gleich, in der es nur wenige Gewinner gab. Warum sollte ausgerechnet ich das Glück haben, auf Anhieb eine gute Beratung zu finden?

Mein Zustand, geprägt von Schwäche, Erschöpfung und Schmerzen, belastete mich damals allerdings immer mehr, weshalb ich mit der Zeit bereit wurde, auch »weltliche« Hilfe in Anspruch zu nehmen. So bat ich Gott um Kraft, diese von mir selber errichtete, innere Mauer zu überwinden.

Anfangs war ich sehr nervös. Während der ersten Sitzungen fühlte ich mich unsicher, doch schon nach wenigen Wochen war ich beeindruckt, was die Psychologin alles draufhatte! Mir wurde klar, dass jede Hilfe eine wichtige Rolle spielen kann und Gott jeden Menschen zum Segen anderer gebrauchen will. Gott war größer als meine persönlichen Überzeugungen! Das Beispiel Israels zeigt, dass Gott Freunde *und* Feinde zum Segen seines Volkes nutzte. Ja, sogar vor Tieren machte er keinen Halt (2. Petrus 2,16), wenn es darum ging, zu den Menschen zu reden!

So bin ich Gott heute unendlich dankbar, dass ich damals den Mut fand, mich regelmäßig mit meiner Psychologin zu treffen. Sie verstand es von Anfang an, auf professioneller Basis eine Vertrauensbeziehung zu mir aufzubauen und ihre erlernten und lange trainierten Werkzeuge liebevoll, aber zielsicher einzusetzen. Ich öffnete mich ihr immer mehr und profitierte von diesen Stunden immens, die einen wichtigen Teil zum Prozess meiner inneren Heilung beitrugen. Es taten sich mir neue Horizonte auf und mit mehr Selbsterkenntnis wurde auch meine Beziehung zu Gott echter und tiefer.

Rückblickend wurde mir klar, dass ich mir bei diesem Thema selbst im Weg gestanden hatte. Aber diese Mauer konnte ich Gott sei Dank überwinden!

Du kannst mehr, als du denkst!

Die Bibel erzählt, dass wir als Ebenbilder Gottes von ihm erschaffen wurden. Für mich bedeutet das, dass ich auch Anteile seines Wesens, Charakters und seiner Fähigkeiten in mir trage. Zum

Beispiel die Fähigkeit, schöpferisch tätig zu sein: Es ist mir zwar unmöglich, aus »nichts« etwas zu erschaffen, so wie Gott es tut, aber ich kann das gestalten, was um mich ist, was Gott mir zur Verfügung stellt. Wir Menschen können neue Dinge aus Altem kreieren, wir können verändern, zerstören, aufbauen, erweitern und neu beginnen.

David ist sich bewusst, dass nur Gott Gott ist und er selbst Mensch. Aber gleichzeitig hat er eine Sicht auf die Macht, die Gott uns Menschen trotz allem anvertraut hat:

> Wenn ich den Himmel betrachte und das Werk deiner Hände sehe – den Mond und die Sterne, die du an ihren Platz gestellt hast –, wie klein und unbedeutend ist da der Mensch und doch denkst du an ihn und sorgst für ihn![37] Denn du hast ihn nur wenig geringer als Gott gemacht[38] und ihn mit Ehre und Herrlichkeit gekrönt. Du hast ihn über alles gesetzt, was du erschaffen hast, und ihm Vollmacht über alles gegeben …
>
> *Psalm 8,4-7*

Wow! Gott scheint uns viel Macht und dementsprechend auch viel Verantwortung anvertraut zu haben. Lass uns diese Macht zur Ehre Gottes und zum Segen der Menschen (auch für unseren eigenen) einsetzen! Wenn wir uns selbst nur als hilflose Opfer sehen, sind wir blind für unsere Möglichkeiten. Dann sehen wir nicht, was wir selbst zur Verbesserung unserer Umstände beitragen können. Und das ist oft mehr, als wir denken! Durch biblische Erzählungen wie die von David lernen wir ein Leben in der Abhängigkeit von Gott zu führen. Wir werden ermutigt, nicht gering von uns zu denken, weil auch Gott nicht gering von uns denkt. Und gleichzeitig lehren uns diese Berichte, stets demütig unsere Rolle als Menschen und Diener Gottes wahrzunehmen.

Wenn du auf eine Mauer stößt …

Ich habe schon davon erzählt, wie ich vor meiner Erkrankung immer wieder probierte, mein Leben langsamer und fokussierter zu leben. Erfolglos suchte ich über Jahre nach Wegen, wie ich diese Mauer überwinden könnte … Jetzt, da Gott mir den Stecker gezogen hat, ich mich schwach und krank fühle, hat er mir eine neue Möglichkeit aufgetan. Endlich konnte ich diese Mauer mit Gott überwinden! Richtig, in meinem Fall war nicht die körperliche Schwäche die Mauer, im Gegenteil, sie war und ist Teil der Lösung. Meine für mich selbst unüberwindbare Mauer war mein schnelles Lebenstempo gepaart mit schlechtem Fokus.

Häufig haben wir eine der drei folgenden Reaktionen, wenn wir auf eine Mauer stoßen, wie es die folgende kleine Geschichte zeigt:

Hans, Fritz und Fred gehen gemeinsam ein Stück Lebensweg, als sie unerwartet auf eine Mauer treffen. Von Weitem war sie kaum zu sehen, etwas später schien sie größer als angenommen, und als sie jetzt bei ihr angekommen sind, stehen sie vor einem hohen, mächtigen Wall.

»Ach du meine Güte!«, meint Fred mutlos. »Unser Weg ist hier zu Ende, lasst uns umkehren.«

»Das kann nicht sein«, schimpft Hans, »jetzt sind wir schon so weit gekommen – ich gebe hier sicher nicht auf!«

Fred setzt sich hin, lehnt sich mit dem Rücken an die Mauer und legt enttäuscht den Kopf in die Hände. »Ich wusste es …«, sagt er leise, »wir hätten uns gar nicht erst auf den Weg machen sollen!«

»Quatsch«, ruft Hans wütend, »ich lasse mich nicht aufhalten, selbst wenn es Gott persönlich war, der diese Mauer gebaut hat, schaffe ich das!«

Fred beginnt zu weinen. Er schluchzt. »Wieso lässt Gott das zu? Ein Leben ohne Mauern wäre so viel einfacher. Das ist so unfair!«

»Fairness hin oder her«, schnaubt Hans, sein Puls ist inzwischen auf 180. »Ich zeige es euch allen – ihr werdet staunen, wenn ihr mich von drüben rufen hört!«

Dann wird es plötzlich still. Hans und Fred hören ein ruhiges Murmeln. Es ist Fritz, er kniet einige Schritte entfernt unter einem Baum und scheint Selbstgespräche zu führen. Seine beiden Freunde sehen ihn verwundert an und wollen wissen, wieso zum Geier er in dieser ausweglosen Situation auf seinen Knien herumrutscht.

»Ich bete«, sagt Fritz ruhig, »und ich glaube, dass Gott eine Lösung hat. Lasst euch nicht kleinkriegen – mit seiner Hilfe können wir jede Mauer überwinden!«

Welche dieser drei Reaktionen kommt dir am nächsten? In welchem der drei Typen kannst du dich am besten wiederfinden?

- **Resignation**: Gibst du auf wie Fred? Er ist mutlos, wird unglücklich und ängstlich.
- **Aggression**: Wirst du wütend wie Hans? Er kann die Situation nicht akzeptieren und will mit aller Kraft mit dem Kopf durch die Wand.
- **Vertrauen**: Findest du zur Ruhe wie Fritz? Er vertraut auf Gott, die Beziehung zu ihm trägt ihn in guten wie in schlechten Zeiten.

Davids Loblied aus Psalm 18 ist auch im zweiten Buch Samuel (2. Samuel 22) aufgeschrieben. Einleitend heißt es dort, dass David es dem Herrn sang, nachdem der ihn von allen seinen Feinden und Saul gerettet hatte. David besingt darin nicht nur Gottes Gnade, sondern auch die Herausforderungen, die es oft schwierig machen, Gott zu vertrauen. So heißt es beispielsweise:

- »… der Tod selbst starrte mir ins Gesicht« (Vers 6).
- »Er (Gott) hüllte sich in Dunkelheit …« (Vers 12).
- »Die mächtigen Feinde fielen über mich her, als ich am schwächsten war …« (Vers 19).

Dann überwindet David seine Mauern mit Gott und fährt fort: »Gottes Wege sind vollkommen. Alle Worte des HERRN sind wahr. Allen, die sich zu ihm flüchten, bietet er Schutz« (Vers 31).

Lass uns nun mit Gott einige Mauern überwinden!

Die Mauer des Misstrauens überwinden

Manchmal frage ich mich, ob Gott nicht heilen kann oder ob er es zwar kann, aber nicht will … Ich glaube, dass solche Unsicherheiten normal sind, dass sie menschlich sind. Denn wir alle wurden schon versetzt, verletzt, enttäuscht. Wir kennen die leeren Versprechen, auch diejenigen der Christen. Manches Mal haben wir prophetische Eindrücke und vielversprechende Bibelstellen erhalten, aber sie waren oft nur gut gemeint und nicht viel mehr, wie sich herausstellte. Schnell passiert es, dass wir anfangen, Gott zu misstrauen. Meint er es wirklich gut? Liebt er uns überhaupt? Sieht er uns? Wie sollen wir dieser Mauer begegnen?

Kommt unser Misstrauen daher, dass wir die versprochenen und erwarteten Zeichen und Wunder nicht erleben? Gründet diese Mauer in der Erwartung, dass Gott uns hier und jetzt heilt und dass er etwas gegen uns hat, wenn er es nicht tut? Oder noch schlimmer: Ist es ein Beweis, dass er gar nicht existiert, wenn das Wunder nicht wie erwartet eintrifft?

Mir persönlich hilft es, meinen Glauben nicht auf Wunder, sondern auf Gottes Gegenwart zu bauen. Auf das Versprechen, dass er immer bei mir sein wird. Egal ob ich ihn spüre, seine Wunder erlebe oder nicht – Gott ist hier! Dies ist das zentrale Versprechen Gottes, das er uns in der Bibel immer wieder offenbart. Es steckt sogar in seinem Namen (später mehr dazu)!

Manchen Christen reicht dieses Versprechen leider nicht, sie suchen Wege und Möglichkeiten, wie sie durch ihr menschliches Zutun Gottes Zeichen und Wunder herbeiführen können. Sie glauben, dass wir Menschen die Macht haben, Gottes Kraft zu »aktivieren« und an seiner Stelle Übernatürliches zu vollbringen. Etwa durch besonders vollmächtige Gebete, innere Visualisierung des Wunders oder sogenannte »Kraftsteine«, die mit Gottes Kraft aufgeladen sein sollen. Sie unternehmen teure Reisen, um diese Fähigkeiten zu erlernen, ähnlich den Zauberlehrlingen, die nach Hogwarts pilgern … Dabei orientieren sie sich hauptsächlich an übernatürlichen Phänomenen und leben die Beziehung zu Gott nur, um seine Kraft zu empfangen und Wunder zu erleben. Das ist allerdings »Hokuspokus« und es ist leider auch nichts Neues, wie wir gleich sehen werden!

Ich glaube an einen allmächtigen Gott, der Wunder tut, und ich vertraue darauf, dass er sie dann tut, wenn es richtig ist, und nicht dann, wenn ich es will. Ich liebe den Wundertäter Jesus und nicht die Wunder selbst. Ich liebe Jesus, wenn er mich durch ein Wunder heilt, und ich liebe ihn auch, wenn er mich noch nicht heilt.

Schon als Gott Mose berief, um die Israeliten aus der Gefangenschaft der Ägypter zu befreien, fragte Mose, was er denn antworten solle, wenn sie fragten, wer ihn denn geschickt hätte. Im hebräischen Urtext sehen wir, dass Mose eigentlich wissen wollte, was Gott tut oder was er tun wird. Er wollte den Israeliten berichten, dass er im Namen eines starken Gottes komme, welcher mächtige Taten, Zeichen und Wunder für sie wirken würde. Doch Gott gab sich Mose ganz einfach und unspektakulär zu erkennen, wie Alyosha Ryabinov in seinem Buch *Hebräisch denken* schreibt:

> In Exodus 3,13-14 stellt Mose Gott die Frage: »... und wenn sie mir sagen werden: Wie ist sein Name?, was soll ich ihnen sagen?« Und Gott antwortete Mose: »Ich werde sein, der ich sein werde. So sollst du zu den Israeliten sagen: ›Ich werde sein‹ hat mich zu euch gesandt«. Wo »ich werde sein, der ich sein werde« steht oder, in anderen Übersetzungen, »ich bin, der ich bin«, steht im Hebräischen אהיה אשר היהא (*ehejeh ascher ehejeh*). Im Kern des Gottesnamens steht das hebräische Wort היה (*hajah*), was »sein« bedeutet. In den meisten Fällen erscheint es als יהוה (JHWH). Als die Israeliten Mose nach dem Namen dieses Gottes fragten, wollten sie einen Namen hören, der seine Taten widerspiegeln würde. Sie fragten also nach seinem Namen und fragten eigentlich: »Was wird er tun?«[39]

So wie Mose die Gewissheit haben wollte, dass Gott seine Macht beweisen und ihn nicht im Stich lassen wird, so wollen wir es auch. Und Gott gibt uns heute dieselbe Antwort wie damals, indem er uns versichert, dass er bei uns ist und immer bei uns sein wird. So wissen wir zwar nicht, was Gott tun wird, aber wir wissen, dass er nahe ist. Etwas Wichtigeres gibt es nicht! Jesus wünscht sich, uns nahe zu sein. Im hohepriesterlichen Gebet spricht Jesus mit unserem himmlischen Vater und bittet ihn eindringlich, dass seine Jünger (also auch du und ich) für immer eng mit ihm verbunden bleiben:

> Vater, ich möchte, dass die, die du mir gegeben hast, bei mir sind, damit sie meine Herrlichkeit sehen können. Du hast mir die Herrlichkeit geschenkt, weil du mich schon vor Erschaffung der Welt geliebt hast!
> *Johannes 17,24*

Und Paulus ist sich sicher, dass Gott, der sein gutes Werk in uns angefangen hat, damit weitermachen und es vollenden wird bis zu dem Tag, an dem Christus Jesus wiederkommt (Philipper 1,6).

Ich glaube, dass wir die Mauer des Misstrauens überwinden können, wenn wir die größte Priorität in unserem Glauben darin sehen, die Nähe zu Gott zu genießen! Vielleicht mit einem einfachen Gebet wie zum Beispiel diesem: »Vater im Himmel, ich will nicht an dir zweifeln! Ich will dir nahe sein und mich an deiner Nähe freuen. Bitte hilf mir dabei.«

Die Mauer der Enttäuschung überwinden

> Ich habe fest damit gerechnet, dass ich im Herbst dieses Jahres wieder mindestens 80 Prozent arbeiten kann. Denn die gesundheitlichen Fortschritte waren relativ konstant und es hat gut ausgesehen. Doch nun geht es mir immer noch so schlecht, dass ich zum Teil nur knapp 60 Prozent arbeiten kann. Ich bin enttäuscht!
>
> *Aus meinem Tagebuch, 16. November 2021*

Niemand hört es gerne, trotzdem ist es ein Fakt: Enttäuschungen sind zwar unangenehm und mitunter schmerzhaft, haben aber auch etwas Positives. Denn, wer *ent*-täuscht ist, ist offen für die Wahrheit. Eine *Ent*-Täuschung bietet somit die Möglichkeit, die Dinge zu sehen, wie sie wirklich sind, und die eigene Möchtegernrealität loszulassen. Echter Glaube funktioniert sowieso nur dann, wenn wir die Wirklichkeit wahrnehmen und annehmen – und trotzdem glauben. Glaube wächst, wenn unsere selbst gebastelten Kulissen eingerissen werden und wir den Mut haben, der Realität mit Gottes Wahrheit zu begegnen. Dann lässt Gott uns nicht enttäuscht und mit leeren Händen stehen! Sondern er räumt eine Mauer aus dem Weg, die uns die Sicht auf die Wahrheit verdeckte – und diese Wahrheit ist das Einzige, was wirklich frei macht.

Ist es nicht krass, dass uns unsere falschen »Realitäten« den Blick auf Jesus verdecken?

Eine Enttäuschung ist genau genommen keine Mauer, die es zu überwinden gilt, auch wenn sie sich so anfühlen mag. Vielmehr ist sie der Moment, in dem wir auf dem harten Boden der Realität aufschlagen. Das tut weh! Nach dem ersten Schock sollten wir uns allerdings nicht wieder in die alte Illusion flüchten, sondern den Aufprall als ein Geschenk sehen: Wenn wir es auspacken, erkennen wir, dass Gottes Versprechen unabhängig von unseren Umständen gültig sind. Dies kann uns den nötigen Glauben geben, mit Gottes Eingreifen zu rechnen – so wie er eingreifen will.

Bei Enttäuschungen entscheide ich mich immer wieder von Neuem, mich an dem zu freuen, was ich noch tun kann, anstatt wehmütig den »guten alten Zeiten« nachzutrauern. Ich will die schlechten Zeiten genauso aus Gottes Hand nehmen, wie ich die guten aus seinen Händen nehme. Und ich entscheide mich, mich daran zu freuen, dass ich trotz Schmerz und Schwäche Gott nahe sein kann. So verändert sich schlussendlich durch Gottes Gegenwart auch die Realität, es kommt Licht in die Dunkelheit.

Eine Enttäuschung hat also das Potenzial, mein LEID in ein LIED zu verwandeln! Ein Lied zur Ehre Gottes, dass er mir immer nahe ist. Ein Lied über unsere Zukunft, die sich an der ewigen Hoffnung auf Frieden mit Gott, Vergebung unserer Sünden und einem ewigen Leben orientiert. So sagt es auch Sprüche 23,17-18: »Beneide die Sünder nicht, sondern bewahre dir täglich die Ehrfurcht vor dem HERRN. Denn du hast eine Zukunft, und deine Hoffnung wird nicht enttäuscht werden.«

Mit Gott können wir unsere Enttäuschungen überwinden, indem wir in ihnen kein Problem mehr sehen, sondern sie als ein Geschenk Gottes betrachten. Wenn du willst, bete mit mir: »Lieber Gott, schenke mir den Mut, die Dinge so zu sehen, wie sie wirklich sind. Und bitte segne mich mit offenen Augen, um dich darin zu erkennen. Mache mich bereit, dir am von dir vorbereiteten Ort und auf deine Weise zu begegnen.«

Die Mauer der Moral überwinden

> Gute Taten resultieren aus einem erlösten Menschen. Nicht: Gute Taten erlösen einen Menschen!
>
> *Aus meinem Tagebuch, 10. Juni 2020*

Jesus ist kein »Moralapostel«! Kennst du diese Bezeichnung? Sie beschreibt einen Menschen, der vorwiegend die ethischen Grundsätze des Christentums betont. Hier gilt das »richtige« Verhalten als das höchste Gut; für einen Moralapostel besteht der Glaube hauptsächlich darin, ein moralisch einwandfreies Leben zu führen und somit möglichst wenige Fehler zu machen. Doch reine Moral, ohne Gnade und Erlösung, führt entweder zu Verzweiflung (»Das schaffe ich nie!«) oder aber zu Stolz (»Ich habe es im Griff!«). Und beides führt uns von Gott weg …

Die Mauer der Moral bringt Trennung durch moralisch hohe Anforderungen, ohne dass man gleichzeitig auf die Kraft der Vergebung vertrauen kann. Sie vermittelt ständig das Gefühl, nicht zu genügen oder es aufgrund von Fehlern der Vergangenheit »nicht anders verdient zu haben«. Doch wir sollten nicht zu viel Energie damit verschwenden, zurückzuschauen und Ursachen zu suchen. Lass uns nach vorne sehen! Klar, wir müssen Eigenverantwortung übernehmen und uns ungesunde Verhaltensweisen abgewöhnen, krankhafte Beziehungen verlassen, gesund leben. Aber auch da stoßen wir an unsere Grenzen. Und genau davon handelt das Evangelium:

Ich frage euch noch einmal: Schenkt Gott euch den Heiligen Geist und wirkt Wunder unter euch, weil ihr das Gesetz Moses befolgt? Oder tut er es, weil ihr die Botschaft glaubt, die ihr über Christus gehört habt?

Galater 3,5

Wem dieses Vertrauen auf Gottes souveränes Handeln fehlt, sieht Leiden entweder als eine Strafe von oben oder als Unterdrückung durch den Teufel. Doch kein Kind Gottes lebt noch im Machtbereich des Bösen! So versuche ich mein Leiden nicht als Strafe für moralisches Fehlverhalten zu deuten, sondern es aus Gottes Hand zu nehmen, im Bewusstsein, dass er Liebe ist. Denn mit der Entscheidung, Gott bedingungslos zu vertrauen, wechselt ein Mensch vom Dunkel ins Licht und hat somit die Gewissheit, dass ihm alles zum Besten dienen muss (Römer 8,28). Alan Redpath formulierte folgende kraftvollen Worte:

Es gibt nichts, keinen Umstand, kein Problem, keinen Test,
der mein Leben berühren kann, ohne dass Gott nicht schon davor davon wusste.
Und wenn es dann kommt, dann kommt es mit einer bestimmten Absicht,
die ich im Moment noch nicht verstehe.
Aber ich weigere mich, in Panik zu geraten.
Ich hebe meine Augen auf zu Gott und nehme alles aus seiner Hand an,
in der Erwartung eines großen Segens für mein Herz.
Kein Leid wird mich zerstören, kein Umstand mich in die Verzweiflung treiben,
denn ich bleibe in der Freude der Gewissheit, wer mein Herr ist.
Das ist die Ruhe des Überwinders und sein Sieg.

Die Mauer der Moral überwinden wir mit der Wahrheit des Evangeliums, indem wir uns bewusst machen, dass Jesus sowohl das Gesetz als auch die Gnade gepredigt hat. Denn wären wir ohne Sünde, bräuchten wir keine Vergebung, und Jesu Erlösungswerk wäre hinfällig. Deshalb lass uns beten: »Vater im Himmel, bitte hilf mir zu erkennen, dass sich Gesundheit nicht durch ein makelloses Leben verdienen lässt. Aus deiner Hand nehme ich alles Gute wie auch das Leid.«

Es ist wahr: Was Gott für mich bereithält, wird immer ein gutes Ende nehmen – sogar wenn der Weg durch ein dunkles Tal führt.

Die Mauer der Angst überwinden

Zuerst ist mir wichtig, klarzustellen, dass Angst nicht grundsätzlich schlecht ist. Angst ist ein göttliches Warnsystem, das uns auf Gefahren hinweist. Leider gibt es auch diffuse und unbegründete Ängste, die uns nur das Leben erschweren. Solche Fantasien basieren auf negativen Vorstellungen, denen wir Raum geben. Unsere Vorstellungskraft ist jedoch eigentlich ein Geschenk Gottes, das Hoffnung und Glaube in uns freisetzen soll. Darum wollen wir diese Art von Ängsten erkennen und mit Gottes Hilfe überwinden!

Meine Ängste hören sich zum Beispiel so an: »Was, wenn es immer schlimmer wird?« »Was, wenn diese Symptome nur Vorboten einer anderen Krankheit sind?« »Was, wenn ich in Zukunft zu wenig für meine Familie verdiene?« Während meine Existenzangst eine Warnung sein kann, handelt es sich bei den anderen beiden Ängsten klar um unbegründete, negative Fantasien.

Im Psalm 23 vermittelt uns David einige wertvolle Einsichten in Bezug auf unseren Umgang mit Angst. In Vers 4 betet er: »Auch wenn ich wandere im Tal des Todesschattens, fürchte ich kein Unheil, denn du bist bei mir; dein Stecken und dein Stab, sie trösten mich.«

David macht kein Geheimnis daraus, dass auch der Weg mit Gott durch herausfordernde Zeiten führen kann. Es ist nicht so, dass es im Tal keine Bedrohungen gibt. Aber weil Gott bei uns ist, müssen wir uns nicht vor den Gefahren fürchten. Weil sich Jesus um uns kümmert, haben wir keinen Grund, uns in negativen Fantasien zu verlieren!

C. H. Spurgeon gilt als einer der bekanntesten Prediger des 19. Jahrhunderts. Obwohl er immer wieder offen davon erzählte, ist es nicht im öffentlichen Bewusstsein, dass er mit Krankheit und Depression zu kämpfen hatte. Wie er damit umzugehen pflegte, schreibt er beispielsweise in seinem Klassiker *Ratschläge für Prediger*, wo er ebenfalls auf Psalm 23,4 eingeht:

> Genau wie ein Hirte nicht verhindern kann, dass es widrige Umstände (Witterungsverhältnisse, Bodenbeschaffenheiten etc.) geben kann, verhindert Gott auch nicht, dass wir Menschen mit Leid, Schmerz und Traurigkeit, mit der Vergänglichkeit des Lebens konfrontiert werden. In all dem Dunklen, das dem Leben innewohnt, weicht Gott jedoch nicht von unserer Seite – ja er selbst kennt die Furcht, den Schmerz, den Todeskampf.
>
> Dieser unvergleichlich köstliche Vers ist an unzähligen Sterbebetten schon gesungen worden und hat dazu beigetragen, das »finstere Tal« licht zu machen. Jedes Wort birgt einen Reichtum tiefer Bedeutung in sich. … Es geht ja nur durchs finstere Tal, wir bleiben nicht darin. Wir wandern durch die dunkle Schlucht des Todes und treten plötzlich in das helle Licht der Unsterblichkeit. Wir sterben nicht, sondern legen uns nur schlafen, um in der Herrlichkeit zu erwachen. … Sodann heißt es nicht: das Tal des Todes, sondern: das Tal des Todesschattens – das ist uns köstlich, die wir wissen, dass der Tod in der Tat seinem Wesen nach abgetan und nur sein Schatten übrig geblieben ist. Einer hat gesagt, wo Schatten sei, da müsse auch Licht sein; und so ist es hier. Der Tod steht an der Seite der Straße, die wir zu wandeln haben, und das himmlische Licht, das auf den Tod strahlt, wirft dessen Schatten auf unseren Pfad; lasst uns also fröhlich sein, dass jenseits des Todes das Licht scheint. Kein Mensch fürchtet sich vor einem Schatten; denn ein Schatten kann niemand auch nur für einen Augenblick den

Weg versperren. Der Schatten eines Hundes kann nicht beißen der Schatten eines Schwertes kann nicht töten, der Schatten des Todes kann uns nicht verderben; darum lasst uns vor ihm keine Furcht hegen.[43]

Keiner kennt die Gegend so gut wie der Hirte! Er weiß, welche Wege zu den frischen Quellen und den saftigen Weideplätzen führen. Doch manchmal kann auch der ortskundigste Hirte nicht verhindern, dass seine Herde durch ein dunkles Tal muss, da es der einzige Weg zur Quelle auf dem Gipfel ist. Wir müssen uns auch dort nicht fürchten, weil der Hirte bei uns ist. Er schreckt nicht davor zurück, seinen Stecken gegen Räuber und Feinde einzusetzen, um uns zu beschützen. Er ist sogar bereit, sein Leben für seine Schafe hinzugeben, ja, er hat es bereits getan!

Besteht der Segen nun in der Abwesenheit von Bedrohungen oder doch eher in der Anwesenheit des Hirten? Die Kunst, angstfrei zu leben, gründet sich in erster Linie im Vertrauen auf Gott: Wer nahe beim Hirten bleibt, wird auch die Mauer der Angst überwinden.

Willst du beten? »Jesus Christus, ich danke dir, dass du mich beschützt wie ein Hirte seine Schafe. Hilf mir zu verstehen, dass deine Nähe genügt. Bitte nimm mir meine Ängste und lass mich deinen Beistand spüren.«

Die Mauer des Todes überwinden

»Was nicht wächst, stirbt.« – Diese Aussage machte mich nachdenklich und ich habe mich gefragt, ob sie stimmt – entspricht es der Wahrheit, dass es beim Leben nur entweder Wachstum oder Tod gibt? Nach einiger Auseinandersetzung mit dem Thema glaube ich, dass uneingeschränktes Wachstum nicht gesund, sondern krankhaft ist. Bei einem Krebsgeschwür zum Beispiel will man das Wachstum schnellstmöglich stoppen! So wie ich es verstehe, bedeutet »Wachstum« im medizinischen Sinn, dass der Körper mehr neue Zellen bildet, als im selben Zeitraum alte Zellen absterben. Wenn sich dieses Prinzip umkehrt, nennen wir das Altern – es sterben mehr Zellen ab als neue entstehen. Zu altern ist nichts anderes, als sich langsam, aber sicher dem Tod zu nähern. Und dieser Prozess beginnt früher, als uns lieb ist! Man kann krass formuliert behaupten, dass der menschliche Körper, kaum ausgewachsen, zu sterben beginnt, bis dann in hohem Alter schlussendlich alle Organe versagen und man mühsam seinen letzten Atemzug nimmt. Werner Bartens erklärt:

> Die maximale Körpergröße erreicht der Mensch vor dem 20. Geburtstag, danach geht es bergab. Das gilt ebenso für die meisten Organe und Körperfunktionen. Stoppen lässt sich der Verfall nicht: Ob Herz, Nieren, Nase oder Augen – das Optimum ist in den späten Teenagerjahren erreicht.[41]

Mit anderen Worten: Das pralle Leben findet im Zeitraum der Geburt bis zum 20. Lebensjahr statt, danach beginnt das Loslassen. Das Leben bietet ausreichend Möglichkeiten (auch schmerzhafte), uns im Loslassen zu üben. Ich glaube: Wer im Alltag lernt, Dinge loszulassen, dem wird das Sterben leichter fallen als einem Menschen, der sich ständig an Sachen klammert, deren Ablaufdatum schon längst überschritten ist. Denn zu sterben bedeutet, die wohl größte Mauer zu überwinden! Auf dem Sterbebett müssen wir alles, einfach alles, hinter uns lassen und uns definitiv verabschieden.

Jesus macht deutlich, wie wichtig es ist, dass wir einen Lebensstil des Loslassens führen: »Wer sein Leben in dieser Welt liebt, wird es verlieren. Wer sein Leben in dieser Welt gering achtet, wird es zum ewigen Leben bewahren« (Johannes 12,25).

Ich glaube, dass wir auch diese Mauer überwinden können! Einerseits versuche ich mich im Loslassen zu üben, indem ich Verluste als Möglichkeiten sehe, um mich noch mehr an Gott festzuhalten. Dies im Vertrauen darauf, dass meine Bindung zu Gott auch den Tod überdauert – dass meine Beziehung zu Jesus nicht von einem lebendigen, irdischen Körper abhängt.

Steve Jobs, Mitbegründer von Apple und den Pixar Animation Studios, wollte schon seit seiner Jugend bewusst jeden Tag so leben, als wäre es sein letzter. Doch auch dieser erfolgreiche Mann blieb von Krankheit und Leid nicht verschont. Nach einer geglückten Krebstherapie sprach er zu amerikanischen Studenten:

> Niemand konnte dem Tod jemals entrinnen. Und so sollte es wohl auch sein, denn der Tod ist wohl eine der besten Erfindungen des Lebens. Er ist für alle Veränderung verantwortlich. Er räumt das Alte weg und macht Platz für Neues. Das Neue seid ihr im Augenblick. Aber eines Tages, und es wird nicht lange dauern, werdet ihr allmählich zum Alten und weggeräumt werden.[42]

Leider kehrte der Krebs zurück, und als er starb, waren dies seine letzten Worte: »Oh wow. Oh wow. Oh wow.«[43]

Thomas Edison, der Erfinder der Glühbirne, soll am 18. Oktober 1931 seine letzten Worte gesagt haben, als er aus dem Fenster schaute: »Es ist sehr schön dort drüben.«

Die letzten Worte, die Jesus bei seinem Tod am Kreuz sprach:

- »Vater, in deine Hände lege ich meinen Geist« (nach Lukas 23,46).
- »Es ist vollbracht!« (nach Johannes 19,30).
- »Mein Gott, mein Gott, warum hast du mich verlassen?« (nach Matthäus 27,46 und Markus 15,34. Das Wort ist der Beginn von Psalm 22).

Was werden wohl unsere letzten Worte sein? »Endlich«, »Noch nicht!«, »Bis bald ...«, »Hilfe!«, »Echt jetzt?!«, »Ich liebe dich« ...?

Am Ende des Mittelalters, als Seuchen grassierten, entstanden bestimmte Bücher, sogenannte *Ars Moriendi* (lat.: Kunst des Sterbens), wegen der Angst vor einem plötzlichen Tod. Darin fand man Anweisungen, wie man sich anhand des Vorbilds Jesu auf den Tod vorbereiten konnte. Teil davon waren die letzten Worte, die man auf dem Sterbebett sprechen wollte. Auch Kolumbus' und Luthers letzte Worte lehnten sich an die Worte Jesu an, sie sagten: »In deine Hände gebe ich meinen Geist.«

Mir hat einmal jemand erklärt, dass der Tod wie ein Vorhang sei, der uns Lebendige von den Verstorbenen, das Diesseits vom Jenseits trennt. Eines Tages wird Gott diesen Vorhang zur Seite schieben und uns wieder vereinen. Dieses Bild entspricht dir vielleicht mehr als das Bild der Mauer.

In Kapitel 2 habe ich bereits von Lazarus erzählt, den Jesus vom Tod auferweckte und der wie ein Zombie aus der Grabhöhle wandelte. Nach dessen Tod begegnete Jesus dessen trauernder Schwester Marta und versicherte ihr, dass Lazarus auferstehen würde. Er fragte, ob sie ihm das glaube. Marta scheint diese Aussage als tröstende Worte empfunden zu haben und entgegnete:

> »Ja, am Tag der Auferstehung, wenn alle Menschen auferstehen.« Jesus sagte zu ihr: »Ich bin die Auferstehung und das Leben. Wer an mich glaubt, wird leben, auch wenn er stirbt. Er wird ewig leben, weil er an mich geglaubt hat, und niemals sterben. Glaubst du das, Marta?«
>
> *Johannes 11,24-26*

Jeder kann diese Worte von Jesus auf sich selbst beziehen, gerade so, als ob Jesus jetzt in diesem Moment hier bei dir wäre, dir mein Buch aus den Händen nähme und dich trösten würde. Stell dir vor, wie er dir liebevoll in die Augen schaut und dich mit sanfter Stimme fragt: »Glaubst du das?« Dann lade ich dich ein, auch diese Mauer zu überwinden und Jesus in einem kurzen Gebet zu antworten, wie Marta geantwortet hat:

> Ja, Herr … ich bin zu dem Glauben gekommen, dass du der Christus bist, der Sohn Gottes, der in die Welt kommen soll.
> *Johannes 11,27*

Mit diesen Worten Martas beende ich dieses Buch, denn sie drücken genau das aus, was mir so wichtig ist: Vertraue auf Gott! Das letzte Wort hat weder eine Krankheit noch ein Umstand, das letzte Wort hat Gott.

Und genau so dürfen wir uns in den letzten Worten Jesu geborgen wissen: Er war verlassen, damit wir Gott nahe sein können. Er hat es vollbracht und unsere Lasten getragen.

Die letzten Worte erinnern uns auch daran, dass ein Ende immer den Weg für einen neuen Anfang bereitet: Bei Gott beginnt der Tag nicht mit dem Morgen. Mit Gott starten wir mit dem Abendrot in einen neuen Tag!

> Und Gott sah, dass das Licht gut war. Dann trennte er das Licht von der Finsternis. Gott nannte das Licht »Tag« und die Finsternis »Nacht«. Es wurde Abend und Morgen: der erste Tag.
> *1. Mose 1,4-5*

So können wir uns friedlich hinlegen und mit vertrauensvoller Vorfreude fragen, was Gott auch heute wieder alles tun wird.

Anmerkungen

1 Die Angaben stammen ursprünglich aus dem Fachmagazin »The Lancet«, Titel der Publikation ist »Five Insights from the Global Burden of Disease Study 2019«.

2 »Ich bin bei dir« ist die Hauptaussage der gesamten Bibel, sie zieht sich wie ein roter Faden von der ersten bis zur letzten Seite.

3 https://neueswort.de/metanoia/(zuletzt aufgerufen am 14.9.23).

4 https://www.welt.de/gesundheit/article1980237/Medizin-Tipps-aus-der-Bibel.html (zuletzt aufgerufen am 14.9.2023).

5 Ottawa-Charta zur Gesundheitsförderung.

6 https://flexikon.doccheck.com/de/Gesundheit (zuletzt aufgerufen am 15.8.23).

7 www.bibelwissenschaft.de/wibilex, Stichwort »Gesundheit« (zuletzt aufgerufen am 18.8.23).

8 In einigen Übersetzungen steht: »Und wir wissen, dass alles zum Guten zusammenwirkt.«

9 Vgl. www.bibelwissenschaft.de/wibilex, Stichwort »Krankheit und Heilung (AT)« (zuletzt aufgerufen am 18.8.23).

10 Walter Kohl: Leben oder gelebt werden – Schritte auf dem Weg zur Versöhnung, Integral 2013, S. 203ff.

11 https://de.wikipedia.org/wiki/Johannes_Calvin (zuletzt aufgerufen am 28.8.23).

12 Hiob verlor seine Familie, seinen Besitz und seine Gesundheit, obwohl er ein rechtschaffener Mann war. Seine Geschichte zeigt eindrücklich, dass nicht jedes Leid eine Strafe Gottes ist. Nachzulesen im Buch Hiob.

13 www.bibelwissenschaft.de/wibilex, Stichwort »Erziehung/Erzieher (AT)« (zuletzt aufgerufen am 18.8.23).

14 www.bibelwissenschaft.de/wibilex, Stichwort »Bildung/Erziehung« (zuletzt aufgerufen am 15.9.23).

15 https://de.wikipedia.org/wiki/Gesetz_der_Anziehung (zuletzt aufgerufen am 18.8.23).

16 Übersetzt nach https://beruhmte-zitate.de/zitate/1025215-anne-lamott-i-do-not-understand-the-mystery-of-grace-only-t/# (zuletzt aufgerufen am 12.9.23).

17 https://youtu.be/Eiy2EOIJzBs (zuletzt aufgerufen am 19.8.23).

18 Bezeichnet jene Dinge, die man in seinem Leben noch machen will. Zum Beispiel einen Städtetrip nach Sydney, weil man da noch nie war.

19 Griech.: »Doch viele, die die Ersten sind, werden die Letzten sein, und die Letzten die Ersten.«

20 Übersetzt nach: https://news.harvard.edu/gazette/story/2017/04/over-nearly-80-years-harvard-study-has-been-showing-how-to-live-a-healthy-and-happy-life/(zuletzt aufgerufen am 12.9.23).

21 https://lexikon.stangl.eu/17319/einsamkeit (zuletzt aufgerufen am 15.9.2023).

22 Harvard Study of Adult Development: https://www.focus.de/gesundheit/news/harvard-forscher-ermitteln-was-uns-wirklich-gluecklich-macht_id_184558880.html (zuletzt aufgerufen am 12.9.2023)

23 Zitiert in: https://erf-medien.ch/print/damit-aus-einsamkeit-gutes-wird/(zuletzt aufgerufen am 12.9.23).

24 Magazin »Beobachter«, Ausgabe 12/2021.

25 Inspiriert vom Buch von Mike Breen: Eine Jüngerschaftskultur aufbauen, 3dm International, 2018.

26 Zitat von René Winkler: https://erf-medien.ch/print/gott-ist-der-uns-begegnende/(zuletzt aufgerufen am 12.9.23).

27 »Sich begrenzen im Überfluss«, Artikel im ERF Medienmagazin, 10/2022.

28 Inspiriert vom Buch von Julia Hurlow: Transcendence at the Table – a Transfigurational Experience while Breaking Bread Together, Wipf and Stock 2020.

29 Griech. koinonia, lat. communio, »Gemeinschaft«: Tischgemeinschaft mit Menschen und mit Gott.

30 Schweizerdeutsch für »der«.

31 Diese sind nicht wissenschaftlich, sondern von mir selbst definiert.

32 Zitiert in: Philip Yancey: Schmerz – hat Gott denn kein Mitleid, Schulte 1979, S. 22.

33 https://de.wikipedia.org/wiki/Lepra (zuletzt aufgerufen am 25.8.23).

34 Philip Yancey: Schmerz – hat Gott denn kein Mitleid, S. 32.

35 https://www.bibelwissenschaft.de/wibilex, Stichwort »Schmerz (AT)« (zuletzt aufgerufen am 15.9.2023).

36 Wilhelm Gesenius: Hebräisches und aramäisches Handwörterbuch über das Alte Testament, 18. Auflage, Springer-Verlag 2013, S. 1358.

37 Hebr.: »Was ist der Mensch, dass du an ihn denkst, und der Sohn des Menschen, dass du für ihn sorgen solltest?«

38 Oder »wenig geringer als die Engel«; im Hebr. steht hier »elohim«.

39 Alyosha Ryabinov: Hebräisch denken, ReformaZion 2020, S. 44.

[40] C. H. Spurgeon: Ratschläge für Prediger, zitiert in: https://www.evangeliums.net/psalmenauslegung/psalm_23.html (zuletzt aufgerufen am 12. 9. 23).

[41] SZ-Magazin, 30. Januar 2013, Heft 4/2013, https://sz-magazin.sueddeutsche.de/gesundheit/das-ist-ja-der-gipfel-79492 (zuletzt aufgerufen am 12. 9. 23).

[42] Auszug aus einer Rede von Steve Jobs zum Studienabschluss an der Stanford-Universität, Kalifornien, USA, am 11. 6. 2005.

[43] Vom 5. Oktober 2011, mitgeteilt von Jobs' Schwester Mona Simpson in ihrer Ansprache bei der Gedenkveranstaltung der Universität Stanford am 16. Oktober 2011, The New York Times, 30. Oktober 2011.